Ilie Vasiliev
Maria Vasilieva
Irina Vasilieva

Neuro SARS-CoV-2 (COVID-19)

Ilie Vasiliev
Maria Vasilieva
Irina Vasilieva

Neuro SARS-CoV-2 (COVID-19)

ScienciaScripts

Imprint
Any brand names and product names mentioned in this book are subject to trademark, brand or patent protection and are trademarks or registered trademarks of their respective holders. The use of brand names, product names, common names, trade names, product descriptions etc. even without a particular marking in this work is in no way to be construed to mean that such names may be regarded as unrestricted in respect of trademark and brand protection legislation and could thus be used by anyone.

Cover image: www.ingimage.com

This book is a translation from the original published under ISBN 978-620-7-64790-3.

Publisher:
Sciencia Scripts
is a trademark of
Dodo Books Indian Ocean Ltd. and OmniScriptum S.R.L publishing group

120 High Road, East Finchley, London, N2 9ED, United Kingdom
Str. Armeneasca 28/1, office 1, Chisinau MD-2012, Republic of Moldova, Europe
Printed at: see last page
ISBN: 978-620-7-62591-8

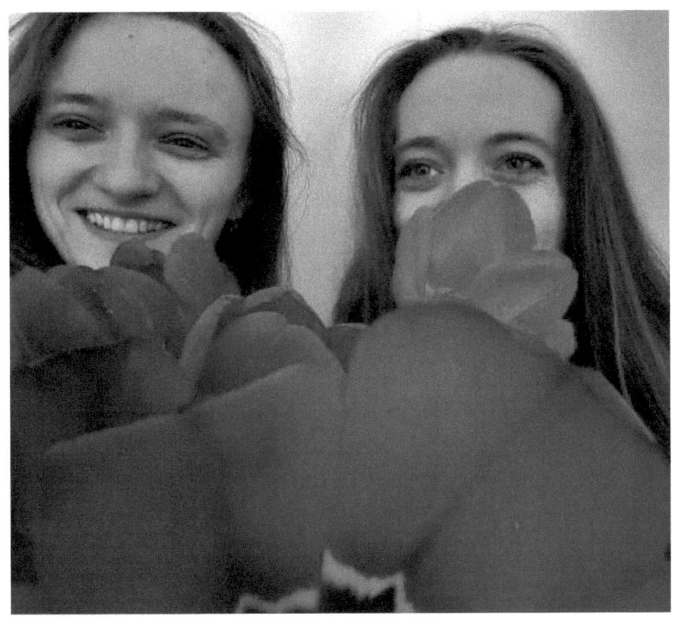

Foto 1.
Dra. Irina Vasilieva. Médica Júnior da Academia Mundial de Ciências Médicas.
Dra. Maria Vasilieva. Médica Júnior da Academia Mundial de Ciências Médicas.

Co-autores do livro. Ilie Vasiliev. Maria Vasilieva. Irina Vasilieva. Molecular pathological biology of Coronavirus infection SARS-CoV-2. Londres. 2023

https://www.researchgate.net/publication/376886306_Ilie_Vasiliev_Maria_Vasilieva_Irina_Vasilieva_Molecular_pathological_biology_of_Coronavirus_infection_SARS-CoV-2

Maria Vasilieva e Irina Vasilieva publicaram e depositaram em Bibliotecas e Livrarias de todo o mundo na PubMed Central USA,

Europe PubMed Central, Organização Mundial de Saúde, Washington State University USA. Amesterdão, Países Baixos. Elsevier. Hungria. Universidade Eötvös Loránd. Chicago. Citation Machine® USA. Londres. REINO UNIDO. CATALOG DER DEUTSCHEN NATIONALBIBLIOTHEK FRANKFURT am MAIN, LEIPZIG Alemanha, Buchhandlung Schwericke Alemanha, St Charles City-County Library EUA, Harvard Library EUA, University of Montana EUA, American, European Journals, UE, EUA, Universidad Veracruzana, Descubridor de Recursos Electrónicos (México), Rússia, Ucrânia, Moldávia, Roménia, Canadá, Austrália, França, Itália, Alemanha, Hungria, Polónia, Suíça, Índia, Espanha, Turquia, Israel, Reino Unido, Emirados Árabes Unidos, América do Sul, Acemap: Academic Map & Academic Search , Ásia Central e outros, Canberra Hospital Canberra, Saudi Digital Library, The Australian Capital Territory, Austrália. AMiner China Knowledge Centre for Engineering Science and Technology. 中國工程科學技術知識中心. Trabalhos científicos traduzidos para inglês, francês, romeno, polaco, húngaro, chinês, árabe, ucraniano, turco, sueco, dinamarquês, espanhol, italiano, checo, norueguês, eslovaco, português, russo e outras línguas do mundo. Trabalhos científicos com estatuto OA "Gold" e "Bronze", Swiss School of Business Research. . livros electrónicos e textos Internet Archive Bibliotecas americanas. Bibliotecas canadianas. Biblioteca Universal. Projeto Gutenberg. Biblioteca para Crianças. Biblioteca do Património da Biodiversidade.

Índice

Neuro SARS-CoV-2 (COVID-19).. 5

Maria Vasilieva, Irina Vasilieva, Stanislav Groppa e Ilie Vasiliev, em 2022, descreveram uma infeção recorrente por COVID-19 com meningite sem lesões pulmonares.. 7

Preditores de risco de Neuro COVID..11

Neuro Sintomas de danos no sistema nervoso central e periférico da infeção por coronavírus...11

A principal porta de entrada da neuroinvasão do coronavírus no sistema nervoso central e nos sistemas nervosos periféricos 13

Neuro COVID-19 Marcadores moleculares 20

Apresentação Irina Vasilieva (2024) "PCR (Polymerase Chain Reaction) method" na Conferência Científica do Departamento de Biologia Molecular e Genética Humana da Universidade Estatal de Medicina e Farmácia "Nicolae Testemiţanu" (excerto)...23

IC CHAOS Distúrbios endoteliais provocados pelo SARS-CoV-2 e endoteliose como preditores da Síndrome de Angústia Vascular Aguda e do desenvolvimento das síndromes MIS, confirmada e MMDS 33

COVID-19. Síndrome de Angústia Vascular Aguda, Trombose, Dislipidemia, Stress Oxidativo e Nitro-Halogénico. Síndrome Inflamatória Multissistémica. ...36

A Síndrome de Dificuldade Microcirculatória Mitocondrial (SDMM) argumenta a Síndrome de Dificuldade Vascular Aguda (SDVA) 40

Eliminação lisossómica mitocondrial da autofagia. Mitofagia. Mitofagia: eliminação selectiva das mitocôndrias 42

Perturbação da homeostase do Ca+2 mitocondrial. A inflamação durante a infeção por SARS-CoV-2 depende do nível de Ca2+ e da função de abertura e fecho de danos do Poro de Transição de Permeabilidade Mitocondrial (mPTP), do Uniporter de Cálcio Mitocondrial (MCU) e dos canais de aniões dependentes da voltagem (VDAC)..44

Terapia de suporte de múltiplos órgãos (MOST) Organização de suporte de vida extracorporal (ELSO) oxigenação extracorporal ECMO e eliminação de CO2 por tipo ECCO2R..50

O antioxidante hidrogénio ativa o efeito anti-coronavírus da terapia lipídica no contexto das dislipidemias...59

Da remoção de citocinas por meio de duas membranas de resina (HA330 e Mediasorb) 63

O sistema de apoio ao fígado artificial e à depuração do sangue 63

Exalado Baixas doses de NO (10 ppm) são úteis como terapia adjuvante para aumentar a eficácia dos antibióticos 64

O transporte de monocarboxilato bombeia simultaneamente o lactato e o ião H+ da zona extracelular para o citosol para baixar o nível elevado de lactato 65

No caso de formas complicadas de COVID 19 SARS-CoV-2, sob a forma de insuficiência respiratória irreversível, é efectuado um transplante pulmonar 65

Infecções associadas à COVID-19 66

Assinaturas Fractais na Dinâmica de uma Epidemiologia. Uma Análise da Transmissão da COVID-19. Perspetiva Integrada de Análise de Séries Temporais Fractais para Casos Infectados de COVID-19 (Geometricamente - Modelo Matemático de Investigação COVID-19) 67

O papel da Inteligência Artificial no controlo da gestão da infeção pelo coronavírus será especialmente importante 68

Referências 70

Fotografia 102

Neuro SARS-CoV-2 (COVID-19)
Irina Vasilieva. Maria Vasilieva. Ilie Vasiliev.

Vasilieva Irina[1,4,5,7] https://orcid.org/0000-0001-7019-4443
Vasilieva Maria[1,2,3,6,7] https://orcid.org/0000-0003-4588-2716
Vasiliev Ilie*[,1,7,8,9,10] https://orcid.org/0000-0002-8962-2927

[1]Universidade Estatal de Medicina e Farmácia" Nicolae Testemiţanu"
[2]Clínica Universitária de Assistência Médica Primária "Nicolae Testemiţanu" da Universidade Estatal de Medicina e Farmácia·
[3]Laboratório de Neurologia e Genética Médica República da Moldávia
[4]Departamento de Medicina Laboratorial. Universidade Estatal de Medicina e Farmácia "Nicolae Testemiţanu"
[5] Hospital Clínico Republicano "Timofei Moşneaga", República da Moldávia.
[6] Instituto de Medicina de Emergência. República da Moldávia.
[7]Academia Mundial de Ciências Médicas, Países Baixos, República da Moldávia
[8]Instituto Estatal de Formação Avançada de Médicos, São Petersburgo, Rússia
[9]Instituto de Investigação Científica de Transplantologia e Órgãos Artificiais, Moscovo, Rússia
[10]*Autor correspondente: MD Ilie Vasiliev, Professor da Academia Mundial de Ciências Médicas (WAMS). Primeiro Executor Superior, Vice-Presidente da WAMS. Presidente do Conselho Geral da WAMS. Presidente do Conselho Nacional da WAMS da Moldávia. Países Baixos, República da Moldávia. https://wams.online/about-us/
https://wams.online/our_team/dr-ilie-vasiliev-md/
https://www.researchgate.net/profile/Ilie-Vasiliev

Palavra-chave. Síndrome Respiratória Aguda Grave por Coronavírus tipo 2; Infeção por COVID-19 com Meningite sem lesão pulmonar; Síndrome de Angústia Vascular Aguda; Síndrome Inflamatória Multissistémica; Síndrome de Resposta Inflamatória Sistémica;

Síndrome de Resposta Anti-inflamatória Compensatória; Síndrome de Fuga Capilar; Síndrome de Angústia Microcirculatória - Mitocondrial; Síndrome de Libertação de Citocinas; Síndrome de Resposta Inflamatória Local; Depuração Lisossómica Mitocondrial de Autofagia (Mitofagia); Mielopoiese anormal/extrema; Proteína Spike.

Abreviatura IC CHAOS: Immunocompromised dissonance (IC) CHAOS- [**C**]ardiovascular Compromise: shock; [**H**]homeostasis; [**A**]poptosis; [**O**]rgan dysfunction; [**S**]suppression of the immune system.

Maria Vasilieva, Irina Vasilieva, Stanislav Groppa e Ilie Vasiliev, em 2022, descreveram uma infeção recorrente por COVID-19 com meningite sem lesões pulmonares

Objetivo do livro. O SARS-CoV-2 causa a doença do coronavírus 2019 (COVID-19), que matou cerca de 7 milhões de pessoas em todo o mundo. O SARS-CoV-2 foi inicialmente considerado como uma patologia respiratória. No entanto, verificou-se que o SARS-CoV-2 causa a Síndrome Inflamatória Multissistémica (MIS), que os autores Irina Vasilieva, Maria Vasilieva & Ilie Vasiliev (2023) escreveram no livro "Molecular pathological biology of Coronavirus infection SARS-CoV-2" publicado no Reino Unido [1]. O descrito como Síndrome Inflamatória Multissistémica em crianças (MIS-C) [2,3] bem como Síndrome Inflamatória Multissistémica em Adultos (MIS-A) [4], no contexto da comunidade global [5], do SARS-CoV-2 confirma a polissistémica, com multi-inflamação de muitos outros órgãos, afectando os pulmões, coração, fígado, pâncreas, trato gastrointestinal e outros. E também sobre a neuroinvasão por coronavírus como uma infeção recorrente por COVID-19 com meningite sem lesões pulmonares, relatada por Maria Vasilieva, Irina Vasilieva, Stanislav Groppa & Ilie Vasiliev (2022), publicada pela OMS, PubMed Central, Euro PubMed Central, International Congress of Clinical Neurophysiology Geneva, Suíça, Harvard Library, EUA, Hungria. Universidade Eötvös Loránd (ELTE), e outros [6]. Danos no sistema nervoso central, sobre os quais escreveremos neste livro "Neuro COVID-19", onde o papel principal na propagação da multi-inflamação pertence ao CHAOS imunocomprometido (IC) - [C]ardiovascular Compromise: shock ; [H]omeostasis; [A]poptosis; [O]rgan Dysfunction; [S]uppression.Os síndromes imuno-inflamatórios de perturbação, Síndrome de Resposta Inflamatória Local (SRL), Síndrome de Resposta Inflamatória Sistémica (SRIS), Síndrome de Resposta Anti-inflamatória Compensatória (SRCA) geram, por sua vez, um outro síndrome, com lesão do sistema endotelial - Síndrome de Angústia Vascular Aguda (SAVA). Assim, o coronavírus com IC

CHAOS provoca AVDS, que são responsáveis por MIS, incluindo os sistemas nervoso central (SNC) e periférico (SNP). A síndrome de libertação de citocinas (tempestade de citocinas) e o SIRS associados à COVID-19 continuam a ser um mecanismo líder no desenvolvimento de MIS, incluindo o SNC e o SNP, associados ao envolvimento da infeção por SARS-CoV-2 na inflamação imune do sistema endotelial durante a pandemia.

Coronavírus. Os coronavírus são uma família de vírus do ácido ribonucleico (ARN) que infectam os seres humanos e outros mamíferos, aves e anfíbios. No nucleótido do ARN, em vez da desoxirribose, caraterística do ADN, existe um resíduo monossacárido de ribose, substituindo a timina (T) pelo uracilo (U). As numerosas funções do ARN, com o apoio do ácido adenosina trifosfórico (ATP), são determinadas pelo tipo de ARN: codificação de proteínas matriciais/mensageiras celulares, ARN (ARNm); ARN ribossómico (ARNr); ARN de transferência (ARNt); interferência de ARN; splicing; taxis molecular de complexos proteicos celulares; antiviral piRNA-like CRISPR; regulação do timing da expressão genética viral; alteração da configuração espacial da cadeia de ARN.

O genoma do Coronavírus é de cadeia simples, ~ 29.903 pb (β-coronavírus), polaridade positiva (+)ARN, capaz de se conjugar diretamente com os ribossomas para a tradução que codifica a nucleoproteína, a proteína de membrana, a proteína do envelope, a glicoproteína spike (SP), a polimerase. Os coronavírus são caracterizados pela glicoproteína S, pelas proteínas transmembranares M (glicoproteína transmembranar de tipo III) e E (a proteína estrutural mais pequena da partícula viral, com um comprimento de 74-109 aminoácidos e um peso molecular de 8,4-10,9 kDa), e a nucleoproteína combina-se com o ARN viral para formar um complexo ribonucleoproteico viral. A proteína de membrana do coronavírus da síndrome respiratória aguda grave tipo 2 (SARS-CoV-2) é uma proteína estrutural glicosilada que se localiza no retículo endoplasmático e no

Golgi e é essencial para a produção de partículas virais. A proteína de membrana inibe a síntese de interferões de tipo I e III, IFNs.

O IFN-γ é produzido por vários linfócitos. O IFN-γ libertado por estas populações linfóides pode atuar em células que expressam o recetor de IFN-γ, bem como as cinases (Janus kinases 1 e 2) e o fator de transcrição (transdutor de sinal e ativador de transcrição 1) necessários para a sinalização em resposta ao IFN-γ. Embora o IFN-γ tenha sido inicialmente considerado como regulador dos macrófagos, centenas de tipos de células humanas expressam a maquinaria de sinalização e podem ter a capacidade de responder ao IFN-γ [7].

A proteína spike (SP) é uma proteína de fusão de classe I que contém duas regiões conhecidas como S1 e S2, responsáveis por estas duas funções. A região S1 contém um domínio de ligação ao recetor que se liga a receptores na superfície celular. A glicoproteína S (Spike protein), a SP reunida em trimmers, forma um complexo macromolecular com três macromoléculas de proteínas ou ácidos nucleicos ligados de forma não covalente. Surgem assim os espinhos. Os peplómeros, que aparecem como espinhos no invólucro lipoproteico (super capsídeo) que envolve o virião, sobressaem da superfície do virião. Ao microscópio, a capa assemelha-se ao manto da coroa solar, razão pela qual recebeu o nome de Coronavírus. A função do SP é mediar a entrada viral na célula hospedeira, interagindo primeiro com moléculas na superfície externa da célula e depois fundindo as membranas viral e celular. Os coronavírus utilizam uma grande variedade de receptores; o SARS-CoV (que causa a SRA) e o SARS-CoV-2 (que causa a Covid-19) interagem com a enzima conversora de angiotensina 2 (ACE2). A região S2 contém o péptido de fusão e outras infra-estruturas de fusão necessárias para a fusão da membrana com a célula hospedeira, um passo necessário para a infeção e replicação do vírus. O SP determina a gama de hospedeiros do vírus (quais os organismos que pode infetar) e o tropismo celular (quais as células ou tecidos que pode infetar no corpo).

Os coronavírus causam infecções respiratórias ligeiras a fatais nos seres humanos e nas aves. A COVID-19, a doença causada pela síndrome respiratória aguda grave SARS-CoV-2, tem causado morbilidade e mortalidade significativas em todo o mundo. A SRA é uma doença respiratória viral causada por um coronavírus associado à SRA - o CoV-1 foi identificado pela primeira vez em 2002-2003 como a fonte da SRA. Este foi o surto de SRA de 2002-04 causado pelo SARS-CoV ou SARS-CoV-1. Causam diarreia em vacas e porcos, e hepatite e encefalomielite em ratos. As variantes mortais podem causar a SRA, a MERS e a COVID-19. De acordo com a Organização Mundial de Saúde (OMS), a infeção por coronavírus (COVID-19, (COronaVIrus Disease 2019) é uma doença infecciosa causada pelo vírus da síndrome respiratória aguda grave coronavírus-2 (SARS-CoV-2). Vírus SARS-CoV-2, coronavírus 2 relacionado com a síndrome respiratória aguda grave. O α-Coronavírus (HCoV-229E) foi descoberto em meados da década de 1960, o β-Coronavírus A (HCoV-OC43) em 1967, o β-Coronavírus B (SARS-CoV-1) em 2002 e o HCoV-NL63 em 2004. Em 2015, a síndrome respiratória do Médio Oriente foi causada pelo β-Coronavírus C (MERS-CoV) e, em 2019, a pandemia de COVID-19 foi causada pelo β-Coronavírus B (SARS-CoV-2) [1-11].

Preditores de risco de Neuro COVID

Classificados nos Preditores de Risco de manifestação de Neuro COVID estão o acidente vascular cerebral, a idade, a doença cardiovascular, a arritmia cardíaca, a diabetes mellitus, o tabagismo e a doença coronária. Incluiu doenças neurológicas existentes, esclerose múltipla e auto-imunes (neuromielite ótica, angiite, miastenia gravis e polineuropatias inflamatórias), doenças neurodegenerativas. O tratamento da COVID-19 com sulfato de hidroxicloroquina, anticoagulantes e remdesivir também pode estar associado a novas manifestações neurológicas [12,13].

Neuro Sintomas de danos no sistema nervoso central e periférico da infeção por coronavírus

A principal razão para os danos no sistema nervoso após o coronavírus é a atração de corpos imunitários (a proteína simples Globulina é uma proteína que é rapidamente absorvida e é um transportador de corpos imunitários) do sistema circulatório durante a luta contra a doença. Uma complicação comum da infeção por coronavírus é a síndrome de Guillain-Barré, quando o sistema imunitário de uma pessoa começa a atacar as suas próprias células nervosas, o que leva a uma fraqueza muscular e a uma perda crescente de sensibilidade. Além disso, os doentes queixam-se frequentemente de que, após o coronavírus, "a cabeça e os olhos doem". A dor de cabeça, as tonturas e as falhas de memória são causadas pela síndrome cerebrovascular (um distúrbio circulatório cerebral devido a danos nos vasos cerebrais, com acesso prejudicado de oxigénio ao tecido cerebral e à microcirculação sanguínea nas suas células), provocada pela COVID-19. É causada pelo processo inflamatório e pela perturbação do fornecimento de sangue ao sistema nervoso central em doentes com coronavírus.

Os sintomas de danos no sistema nervoso com a COVID-19 incluem tonturas, fraqueza, dor de cabeça, mialgia, fadiga, diminuição da atenção e da concentração, náuseas, vómitos, anosmia e ageusia. Anosmia observada na COVID-19 como uma forma de disfunção olfactiva em que o doente tem uma incapacidade de "reconhecer" cheiros e disgeusia uma condição em que uma sensação de gosto desagradável, salgado, rançoso ou metálico persiste na boca. A cacosmia e a disgeusia foram publicadas por Maria Vasilieva et al. (2021) WHO, PubMed Central USA, Europe PMC, Journal of the Neurological Sciences USA, Harvard Library [14], Sociedade Italiana de Neurologia, Roma, Itália [223]. A COVID19 também provoca estados ansiosos e obsessivos, alucinações, insónia, estados delirantes, ansiedade, perturbações da memória, perturbações da consciência e crises epilépticas e amnésia global transitória [15]. Morfofuncionalmente, a COVID-19 aparece e como: como meningite [6], encefalite, encefalomielite, mielite aguda, fenómenos tromboembólicos, acidente vascular cerebral isquémico, hemorragia intracerebral, mielite (lesões da medula espinal), hemorragias, síndrome de Guillain-Barré, paralisia de Bell, rabdomiólise, polineuropatia (lesões do sistema nervoso periférico) e até coma. A COVID-19 provoca também estados de ansiedade e obsessão, perturbação do défice de atenção e hiperatividade, alucinações, insónia, estados delirantes, ansiedade, perturbações da memória, perturbações da consciência e ataques epilépticos. O potencial de mutação do vírus da COVID-19 pode aumentar as taxas de infeção e de mortalidade [16,17]. Destacam-se os sintomas pós-COVID-19 de perturbações endócrinas e metabólicas, como a diabetes mellitus de tipo 2, a hipercolesterolemia familiar, a doença de Graves, a hipoglicemia reactiva, cujo risco é mais elevado em pessoas com 60 anos ou mais [18].

A principal porta de entrada da neuroinvasão do coronavírus no sistema nervoso central e nos sistemas nervosos periféricos

A invasão do sistema nervoso pelo SARS-CoV-2 ocorre através da infeção dos nervos periféricos ou através da circulação sistémica (via hematogénea neuronal). Ao mesmo tempo, as perturbações da resposta imunitária, as neuropatias auto-imunes, as perturbações da barreira hemato-encefálica, a coagulação sanguínea, a tempestade de citocinas, a hipoxia associada à Covid-19, afectam indiretamente o sistema nervoso [19]. A entrada direta das partículas virais do SRA-CoV-2 no cérebro pode ocorrer através: da lâmina cribrosa, dos nervos olfactivos, da barreira hemato-encefálica danificada, ou da infiltração hematogénea por leucócitos infectados. As complicações neurológicas variam desde encefalopatia potencialmente fatal e acidente vascular cerebral até dores de cabeça e tonturas. A gravidade das complicações depende da lesão cerebral hipóxica, da tempestade de citocinas, da lesão imunomediada e do estado pró-trombótico [20]. Alguns doentes com infeção por SARS-CoV-2 apresentam perda de olfato, sugerindo que o SARS-CoV-2 pode entrar no sistema nervoso através do bolbo olfativo através do recetor TMPRSS2 [21]. A presença da proteína S (SP) nas células nervosas da TuJ1 [beta-tubulina de classe III], da proteína de neurofilamento NF200 e da OMP (proteína marcadora olfactiva), prova a propagação dos coronavírus HEV67 e OC43-CoV através das sinapses de forma anterograda/retrograda no SNC [22].

Transporte retrógrado de nervos entéricos da infeção SARS-CoV-2. O trato gastrointestinal está envolvido na regulação da função do sistema nervoso central, determinando o comportamento do hospedeiro. Intimamente associado a doenças neuroinflamatórias e neurodegenerativas e, além disso, pode ser uma porta de entrada para o SARS-CoV-2, a neuroinvasão do SARS-CoV-2 entra no sistema nervoso direta ou indiretamente após múltiplas replicações no trato gastrointestinal. A ausência de sintomas de diarreia após a infeção por SARS-CoV-2 ou outras disfunções gastrointestinais são de grande importância para prevenir a ocorrência de complicações neurológicas graves após a infeção por SARS-CoV-2 [23].

A presença de ARN e proteínas do SARS-CoV-2 no líquido cefalorraquidiano e no cérebro confirma o neurotropismo do Coronavírus. A penetração intracelular do Coronavírus na célula nervosa, com a sua replicação e acumulação, deve-se à sua SP, ao ligar-se aos receptores da enzima conversora de angiotensina-2 (ACE2), e a outras proteínas como a neuropilina-1 (NRP1), proteases transmembranares serina 2 e serina 4 (TMPRSS2/TMPRSS4), integrinas. As proteínas transmembranares, da classe das neuropilinas, foram descritas como novos marcadores de doenças crónicas não infecciosas. Este facto forneceu um argumento adicional para o estudo do neurotropismo do SARS-CoV-2, uma vez que estas moléculas actuam como cofactores de transfecção, a introdução de ácido nucleico em células eucarióticas por um método não viral, ou seja, o vírus nos tecidos do pulmão, cérebro e outros órgãos. A neuropilina é uma proteína transmembranar integral representada pela neuropilina tipo 1 (NRP 1) e pela neuropilina tipo 2 (NRP 2). Esta proteína contém 923 resíduos de aminoácidos. Com uma estrutura extracelular extensa, domínios homólogos aos factores de coagulação 5 e 8, regula os processos de angiogénese, o desenvolvimento do SNC e participa em processos metabólicos e reacções imunitárias. A neurolipina é também considerada como um novo marcador de doenças crónicas não infecciosas [24]. O NRP 1 é expresso nos neurónios em desenvolvimento e funciona como um recetor ou componente do complexo recetor para semaforinas, tendo um efeito inibidor sobre as formas heparinas do Fator de Crescimento Endotelial Vascular (VEGF). Os sinais inibitórios de curto alcance e a transmissão de sinais através de complexos receptores multiméricos, são moléculas que segregam proteínas de membrana destinadas ao crescimento axonal.

A ligação do VEGF ao NRP1 é necessária para a estimulação da migração das células endoteliais pelo VEGF, para a formação de complexos entre o NRP1 e o VEGFR2 e para a sinalização através da fosforilação da FAK Tyr407 [25].

Os estudos fundamentais e clínicos actuais mostram que, embora o mecanismo da síndrome da encefalopatia reversível posterior (PRES) em doentes com COVID-19 possa ser multifatorial e complexo, a disfunção do endotélio vascular causada pela infeção por SARS-CoV-2 pode desempenhar um papel decisivo no desencadeamento da PRES [26].

As proteínas do SARS-CoV-2 contêm um sítio SP de clivagem da furina protease, que está ausente no SARS-CoV. E a neuropilina-1 (NRP1) liga-se aos substratos clivados pela furina e aumenta a infecciosidade do SARS-CoV-2. A furina é uma enzima, uma serina protease, localizada no aparelho de Golgi, que lembra a enzima proteolítica bacteriana, a subtilisina. As serino-proteases catalisam o processo de degradação (proteólise) das proteínas nas suas moléculas de α-aminoácidos constituintes através da hidrólise da ligação peptídica. O bloqueio da clivagem revelou que o fragmento S1 clivado pela furina da SP se liga diretamente ao NRP1 da superfície celular, e o bloqueio desta interação com um inibidor de baixo peso molecular ou um anticorpo monoclonal reduz a infeção viral em cultura de células. O papel do NRP1 na infeção por SARS-CoV-2 pode apontar para potenciais alvos para futuros medicamentos antivirais. [27].

Entrada do SARS-CoV-2 no cérebro. Penetração hematogénica do SARS-CoV-2 mutado no cérebro através da barreira hemato-encefálica, do fluido cerebrospinal e da barreira hemato-retiniana. A propagação neuronal do SARS-CoV-2 através do sistema neuronal causa neuroinflamação, afectando os genes protectores e danificando os músculos cerebrais. Durante a pandemia de COVID-19, os fenótipos neurológicos tenderam a propagar-se como neuroCOVID-19, com consequências neurológicas a curto e longo prazo, incluindo doenças neurodegenerativas. Descreveu quatro vias possíveis de entrada do SARS-CoV-2 no SNC: 1) a via hematopoiética, através da qual as células imunitárias infectadas com SARS-CoV-2 atravessam a barreira hemato-encefálica (BHE) através de uma molécula de adesão intercelular ou do transporte mediado pela rutura da barreira hemato-encefálica 2) entrada do vírus no líquido cefalorraquidiano através do plexo coroide, 3) disseminação trans-sináptica do vírus a partir dos nervos trigémeo, gustativo, olfativo e vago, e 4) através da penetração em formações nervosas periventriculares que expressam altamente a ACE2 e são desprovidas do GEB. Uma vez que a expressão do recetor ACE2 e da neuropilina-1 também foi detectada em células da retina e/ou do sistema visual, estas também podem ser consideradas como um ponto de entrada para a invasão do SRA-CoV-2 [28].

A pandemia de COVID-19 afecta a saúde mental através da SIRS-hiperinflamação, da entrada do vírus no SNC e do stress psicossocial associado ao SARS-CoV-2.

Papel da Síndrome de Angústia Vascular Aguda no desenvolvimento da Síndrome Inflamatória Multissistémica no SARS-CoV-2

A porta de entrada da infeção do Coronavírus SARS-CoV-2 no organismo deve-se à interação com os receptores da enzima conversora de angiotensina 2 (ACE2) e os receptores Toll (TLRs), activando o fator kappa B (NF-κB) dos pneumócitos bronco-alveolares, células epiteliais do tipo II, células endoteliais vasculares e células epiteliais intestinais. A investigação [29] demonstrou que a proteína do nucleocápside do SARS-CoV-2, em vez da proteína spike, desencadeia as células epiteliais pulmonares A549 (células epiteliais basais alveolares humanas adenocarcinómicas) para expressar um número de substâncias biologicamente activas: IP-10 (C-X-C motif chemokine ligand 10 conhecido como Interferon gamma-induced protein 10); RANTES (Regulated upon Activation, Normal T Cell Expressed and Presumably Secreted), IL-16 (Pro-inflammatory pleiotropic "one gene influences two or more unrelated phenotypic traits" cytokine); MIP-1α (Macrophage Inflammatory Protein-1 Alpha); FGF (basic Fibroblast Growth Fator); Eotaxina, são uma subfamília de quimiocinas CC de proteínas quimiotácticas de eosinófilos que atraem eosinófilos e têm uma relação direta com a inflamação; IL-15 (citocina inflamatória com semelhança estrutural com a Interleucina-2); PDGF-BB (fator de crescimento derivado das plaquetas-BB humano); TRAIL (ligando indutor de apoptose relacionado com o fator de necrose tumoral); VEGF-A (fator de crescimento endotelial vascular A) e IL-5 (interleucina produzida pelas células T helper do tipo 2 e pelos mastócitos).

IC CHAOS SARS-CoV-2 "Tempestade de citocinas" desenvolve Síndrome de Angústia Respiratória Aguda e MIS devido à manifestação de Síndrome de Angústia Vascular Aguda (AVDS). Com o Coronavírus SARS-CoV-2, os alvéolos são perfundidos, mas não ventilados, o sangue passa por áreas não ventiladas e não é oxigenado, uma vez que o sangue vem do coração direito para o esquerdo através de shunts arteriovenosos - um shunt intrapulmonar da direita para a esquerda. Assim, foi descrito um caso de AVDS associado à Covid-19 [30]. O fluxo sanguíneo da direita para a esquerda através das aberturas cardíacas ou em defeitos arteriovenosos pulmonares é considerado da direita para a esquerda, um shunt pulmonar que leva a um fluxo de sangue hipóxico e não oxigenado dos pulmões para o coração através das veias pulmonares. É de salientar que as formas extrapulmonares de lesões causadas pelo coronavírus SARS-CoV-2 noutros órgãos e sistemas e as manifestações de MIS alargaram o conceito de AVDS. Uma vez que, gerada por células endoteliais vasculares e distribuída pela corrente sanguínea, a tempestade de citocinas é uma reação exagerada do sistema imunitário IC CHAOS SARS-CoV-2 em que a função protetora das citocinas atinge o efeito nocivo de atacar tecidos saudáveis, incluindo danos cerebrais. Após a SIRS COVID, a perturbação da permeabilidade da barreira hemato-encefálica.

A presença de mais de 30 tipos de vasculite [31] pode ser considerada como formas crónicas de AVDS. Representam doenças vasculares de vários calibres, nas quais há inflamação da parede endotelial vascular, o desenvolvimento de disfunção endotelial com desordem vasomotora regulação do fluxo sanguíneo capilar e uma violação do suprimento sanguíneo do tecido, órgão, muitos órgãos e suas funções de violação.

Vasculite de pequenos vasos: Granulomatose de Wegener (vasculite granulomatosa do trato respiratório superior), síndrome de Churg-Strauss (granulomatose eosinofílica com poliangiite, que é uma vasculite necrosante sistémica que afecta principalmente vasos de pequeno e médio calibre e está associada a asma e eosinofilia.), púrpura de Schonlein-Henoch (a inflamação afecta vasos sanguíneos muito pequenos (capilares) da pele, dos intestinos e dos rins, provocando um aumento das hemorragias). poliangiite microscópica. Vasculite de vasos médios: poliarterite, doença de Kawasaki (vasculite sistémica infantil de etiologia desconhecida; é a principal causa de doença cardíaca adquirida em crianças). Vasculite de grandes vasos: Doença de Takayasu (doença inflamatória que afecta a aorta, os seus ramos e as artérias pulmonares), doença de Horton (arterite temporal de células gigantes com estreitamento do lúmen dos vasos sanguíneos e formação de trombos parietais). Com síndrome de Cogan (afecta a córnea), doença de Behçet (úlceras dolorosas na boca, órgãos genitais, pele, articulações, sistema nervoso, aparelho digestivo e perturbações oculares).

Assim como a doença microvascular cerebral, que causa hiperintensidade da substância branca e outras alterações frequentes, tais como pequenos enfartes subcorticais e lacunas recentes que podem ser observadas em estudos de imagiologia cerebral [32].

Assim, a essência da AVDS resume-se a um distúrbio inflamatório-imune do sistema endotelial. Com uma violação de numerosas funções das células endoteliais, incluindo o metabolismo transcapilar entre a microcirculação e as células com o desenvolvimento de MIS. A base para isso é a confirmação de síndromes de angústia respiratória (ARDS) e/ou síndromes de angústia microcirculatória - mitocondrial (MMDS).

As proteínas do SARS-CoV-2 ligam-se às proteínas mitocondriais nas células infectadas e destroem o gene mitocondrial distribuído ao longo do ADN mitocondrial (mtDNA) dentro de cada mitocôndria. Ao estudar modelos animais e determinar o momento do pico da carga viral nos pulmões, verificou-se que os genes responsáveis pela função mitocondrial eram suprimidos no cerebelo, embora o próprio vírus SARS-CoV-2 não fosse detectado no cérebro. Estes dados sugerem que quando o título viral atinge o seu pico, ocorre uma resposta sistémica do hospedeiro, seguida da supressão viral da transcrição dos genes mitocondriais e da indução da glicólise, levando à ativação das defesas imunitárias antivirais. Mesmo quando o vírus foi erradicado e a função mitocondrial pulmonar foi restaurada, a função mitocondrial no coração, nos rins, no fígado e nos gânglios linfáticos permaneceu perturbada, levando potencialmente a uma patologia grave da COVID-19. [33]. Está provado que o microRNA 2392 (miR-2392), que regula as mitocôndrias, pode ser um potencial alvo de terapia [34]. A disfunção das mitocôndrias, geradoras de energia celular, com o desenvolvimento de deficiência energética, estabelece a DMDS com disfunção de muitos órgãos e o desenvolvimento de MIS. Consideramos que o papel principal da dissonância do IC CHAOS, acompanhada de AVDS, Síndrome de Angústia Microcirculatória-Mitocondrial, agravada pela Síndrome de Angústia da Membrana de Electrões, acompanhada de mielopoiese anormal/extrema e geradora de MODS, cria distúrbios estruturais funcionais genómicos, transcriptómicos, proteómicos, metabólicos e fenomenais extremos, a mielopoiese está reduzida, incluindo a depuração lisossómica mitocondrial da autofagia (mitofagia) [35-37].

Neuro COVID-19 Marcadores moleculares

A despistagem da doença respiratória (doença por coronavírus 2019 (COVID-19) e do vírus conexo SARS-CoV-2 é possível através de dois métodos principais: deteção molecular e testes serológicos. Os métodos moleculares utilizam a reação em cadeia da polimerase (PCR) juntamente com testes de ácidos nucleicos e outros métodos analíticos avançados para detetar o genoma do vírus. O Centro de Controlo de Doenças (CDC) desenvolveu a reação em cadeia da polimerase com transcrição reversa em tempo real para fins de diagnóstico. Os testes serológicos utilizam kits de teste de anticorpos ELISA para detetar a presença de anticorpos do sistema imunitário contra o vírus [38].

Exame laboratorial normalizado para detetar a infeção por COVID. Análises sanguíneas gerais pormenorizadas. Coagulograma. Análise do dímero D. Com a COVID-19, o nível destas proteínas aumenta frequentemente, indicando a presença de coágulos sanguíneos nos pulmões e noutros órgãos. Teste à ferritina, uma proteína que transporta o ferro no corpo, necessária para os glóbulos vermelhos que transportam o oxigénio. Nas pessoas infectadas com COVID-19, o nível desta proteína no corpo é muito elevado, o que indica anemia, o transporte de oxigénio é afetado e a função dos glóbulos vermelhos.

Análise da proteína C-reactiva, uma proteína do plasma sanguíneo muito sensível aos processos inflamatórios. Com a COVID-19, a PCR actua como o principal marcador da intensidade da inflamação no pulmão и других органов. Teste a interleucina-6, uma citocina anti-inflamatória, cujo nível aumenta durante certas inflamações, incluindo a inflamação devida à COVID-19. Um forte aumento da interleucina-6 provoca uma Tempestade de Citocinas, uma reação excessiva, que se manifesta como uma complicação, cujo grau de perigo é muito maior do que o atual coronavírus.

O conjunto de dados clínicos sobre a COVID-19 descrito, que contém genes do hospedeiro diferencialmente expressos (Differentially Expressed Genes, DEG), foi analisado para determinar a sua potencial atribuição a genes associados a perturbações neuropsiquiátricas seleccionadas, constantes da base de dados de doenças humanas MalaCards [39-41]. Os polimorfismos de nucleótido único (SNPs) no gene PIEZO1 são mais comuns nas pessoas infectadas com SARS-CoV-2 [42], o que determina a possibilidade de utilização da proteína do canal iónico PIEZO1 como biomarcador e alvo terapêutico para o tratamento da COVID-19.

Irina Vasilieva (2024) descreve como biomarcador a cadeia leve do neurofilamento (NF-L), que representa uma proteína citoplasmática altamente expressa em axónios mielinizados de grande calibre. Para fins de diagnóstico na demência de Alzheimer, na doença do neurónio motor, na síndrome de Parkinson, em doenças dos pequenos vasos do cérebro e em perturbações neuronais intracelulares [43]. O NF-L pode também ser um bom biomarcador para doenças com um componente neuronal, como algumas doenças de armazenamento lisossómico (o nome geral de um grupo de doenças hereditárias muito raras causadas pela disfunção dos organelos intracelulares dos lisossomas) [44].

Irina Vasilieva [45] descreve que o biomarcador Galectina-3 tem um papel de diagnóstico em doenças cardíacas como a fibrilhação auricular, o enfarte do miocárdio, a insuficiência cardíaca, a doença cardíaca congénita e a aterosclerose. Expressa-se nos rins, vasos sanguíneos, macrófagos e está sobre-expressa no coração. Os macrófagos activados segregam a galetctina-3 e esta liga-se à matriz. Como resultado, o coração fica fibrosado. A proteína spike (S) do SARS-CoV-2 (tal como foi referido pela primeira vez para outros β-coronavírus) possui uma dobra de galectina no domínio da subunidade S1 N-terminal (S1-NTD) que exibe uma homologia estrutural idêntica à galectina-3 humana (Gal-3). A Gal-3 ligada a células epiteliais promove a ativação de células imunes inatas, incluindo basófilos, células dendríticas (DCs) e monócitos [46].

A neuropilina (NRP 1) é expressa nas células endoteliais das artérias. A NRP, para a infeção por coronavírus, serve como cofator para a interação do coronavírus com a ACE2, tornando os tecidos vulneráveis à invasão e infeção pelo SARS-CoV-2 [47]. A relação entre o SARS-CoV-2 e o NRP foi comprovada pelo facto de a proteína spike clivada do SARS-CoV-2 se ligar diretamente ao NRP 1 [48]. A neuropilina é descrita como um novo marcador de doenças crónicas não infecciosas [24].

A análise proteómica da infeção por SARS-CoV-2 demonstrou que uma assinatura proteica comum aos doentes com COVID-19 e comorbilidades é caracterizada por alterações nas vias da coagulação e do complemento, nas proteínas de resposta à fase aguda, nos danos e remodelação dos tecidos e no metabolismo do colesterol. Níveis elevados de queratina K22E, proteína de matriz extracelular-1 (ECM1) e proteína de resposta de fase aguda α-2-antiplasmina (A2AP) foram identificados como novos biomarcadores potenciais para o diagnóstico precoce da infeção por SARS-CoV-2. Estudos demonstraram que níveis elevados de A2AP têm o potencial de desenvolver complicações de coagulação persistentes associadas à síndroma de infeção prolongada por COVID-19 em doentes com condições médicas subjacentes. A identificação de proteínas plasmáticas específicas reguladas pela própria infeção por SARS-CoV-2 indicou níveis aumentados de comorbidades pré-existentes (CPs), subunidades de hemoglobina α e β (HBA, HBB), paraoxonase-1 (PON1) e A2AP, entre outras. Assim, confirmando que o aumento de FINC, juntamente com as queratinas K1C10, K22E e K2C1 adicional, são indicadores de dano tecidual causado pela infeção por SARS-CoV-2, e não de doenças associadas [49]. Níveis elevados de HBA e HBB foram atribuídos à hemólise causada pela infeção por SARS-CoV-2 [50]. Envolvida no stress oxidativo em resposta a infecções e a comorbilidades pré-existentes proteína PON1, como antioxidante [51]. Aumento da proteína inflamatória de fase aguda A2AP, que faz parte do sistema plasmina-antiplasmina, desempenha um papel fundamental na coagulação do sangue e na fibrinólise [52].

Atualmente, os ácidos nucleicos virais, os anticorpos e as tecnologias de deteção rápida de antigénios habitualmente utilizados têm várias limitações, incluindo a aplicabilidade limitada e a falta de sensibilidade e especificidade. Aplicação da deteção quantitativa do antigénio SARS-CoV-2 no plasma para o diagnóstico e tratamento da COVID-19 [53].

O ácido hialurónico (HA) tem sido associado à infeção por SARS-CoV-2 e é recomendado como um biomarcador acessível para prever a progressão da infeção por SARS-CoV-2 e ajudar na tomada de decisões clínicas precoces na era pós-COVID-19. Além disso, os níveis de HA e a proporção de infecções graves aumentaram significativamente nas primeiras infecções por COVID-19 [54].

Apresentação Irina Vasilieva (2024) "PCR (Polymerase Chain Reaction) method" na Conferência Científica do Departamento de Biologia Molecular e Genética Humana da Universidade Estatal de Medicina e Farmácia "Nicolae Testemițanu" (excerto)

Conselheiro científico: Vișnevschi Anatolie, MD, PhD, Professor, Diretor do Departamento de Medicina Laboratorial, Universidade

Estatal de Medicina e Farmácia Nicolae Testemitanu, Chisinau, República da Moldávia.
Membro do corpo docente da Academia Mundial de Ciências Médicas (WAMS), Diretor do Departamento de Medicina Laboratorial. Presidente do Conselho Internacional de Medicina Laboratorial da WAMS. Membro do Conselho Geral da WAMS (The World Medical Sciences Council). Membro do Comité Moldavo da WAMS (Conselho Moldavo da WAMS)

Conselheiro científico: Cemortan Igor, MD, PhD, Professor, Diretor do Departamento de Biologia Molecular e Genética Humana, Universidade Estatal de Medicina e Farmácia Nicolae Testemitanu, Chisinau, República da Moldávia

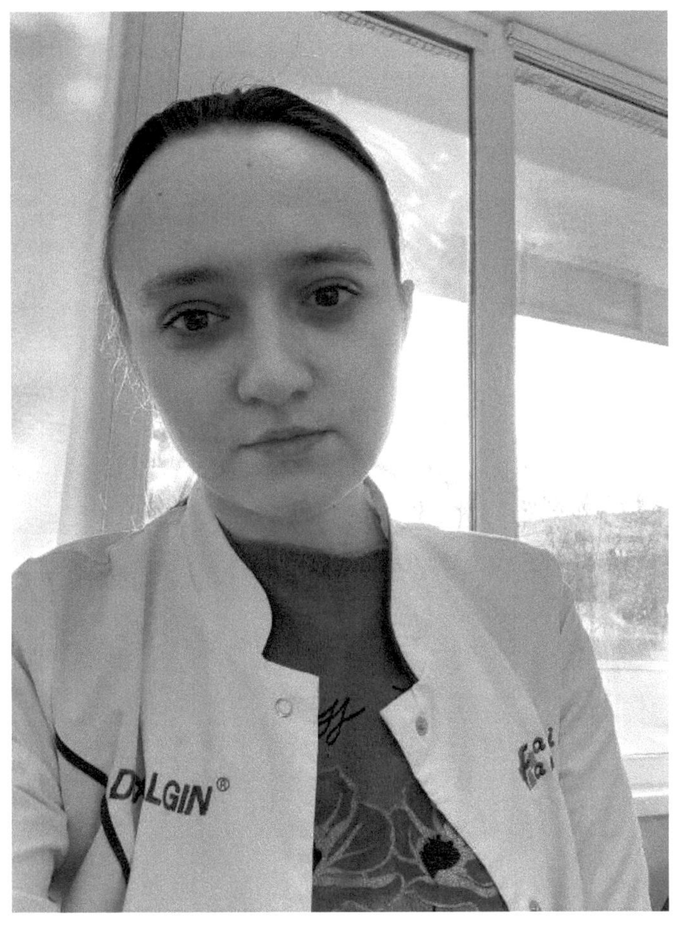

Foto 2.
Dra. Irina Vasilieva. Directora Residente. Universidade Estatal de Medicina e Farmácia "Nicolae Testemițanu". Médico júnior da EMAO.

https://www.researchgate.net/publication/374848286_DIAGNOSTICAL_ROLE_OF_GALECTIN-3_IN_HEART_DISEASE_LIMBIC_ENCEPHALITIS_-A_VERY_RARE_A_COMPLICATION_OF_EPSTEIN-

BARR_VIRUS_NANOTECHNOLOGY_-
PROGRESS_IN_NEUROMODULATION_BACTERIAL_MENINGOENCEPH
ALITIS_DURING_

PCR (Polymerase Chain Reaction) method

2024

Corresponding Author: Irina Vasilieva "Nicolae Testemiţanu"
State University of Medicine and Pharmacy
With advisory support: MD Natalia Babrova Associate professor
"Nicolae Testemiţanu" State University of Medicine and Pharmacy

- The method was developed under laboratory conditions by the biochemist Kary Mullis in 1983. Later in 1993 he was awarded the Nobel Prize in Chemistry.

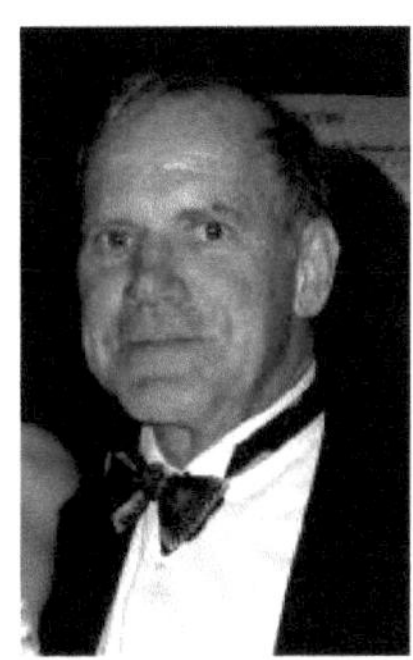

- In 1985, the first publication of PCR appeared in the journal "Science" by Cetus Corporation
- In 1986 purified Taq polymerase is used in PCR

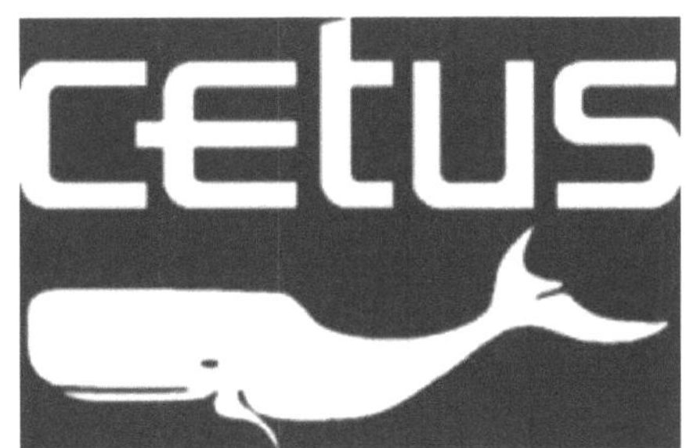

- In 1990 DNA amplification with the help of fluorescent dye takes place, which becomes the foundation of real time/kinetic PCR
- In 1991, RT-PCR appears

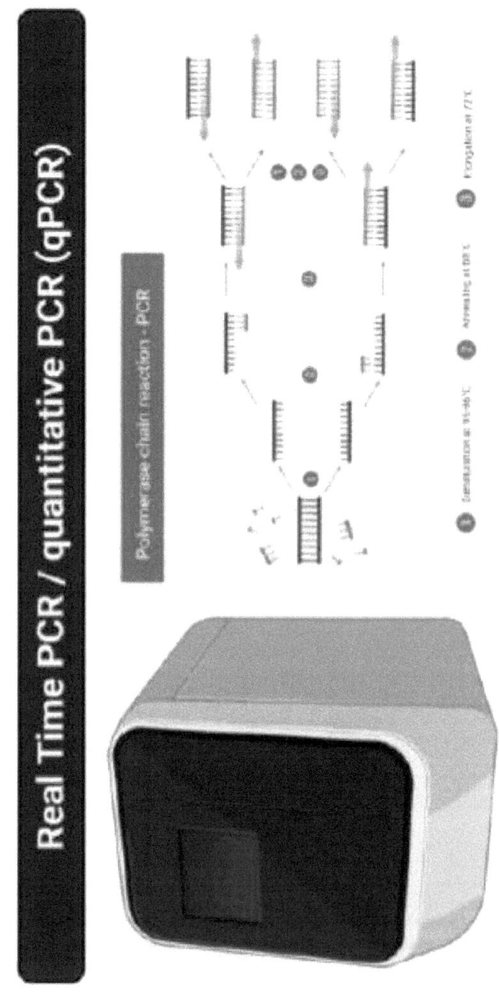

PCR

It is a widely used method to amplify a certain
segment of DNA. with the help of the DNA
polymerase enzyme

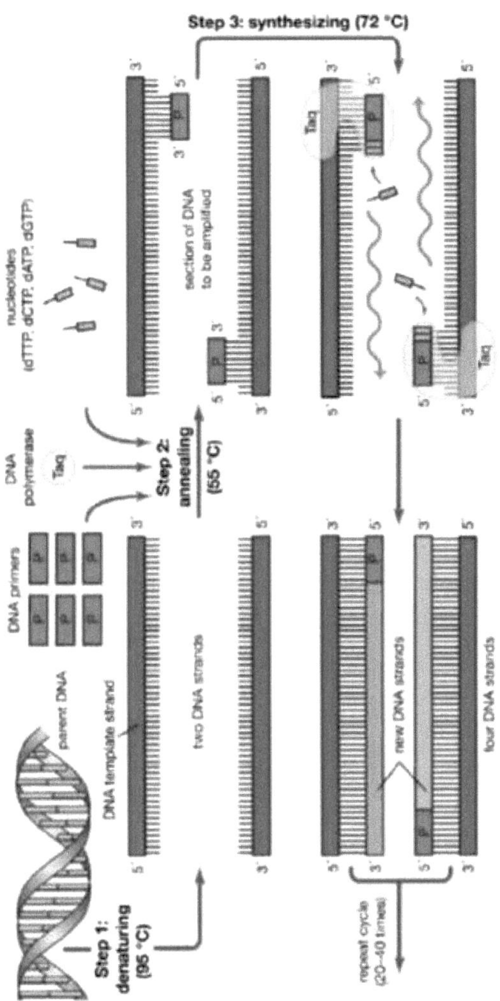

The basis of the PCR method is the process of in vitro synthesis of a certain target segment of the DNA chain, under the action of the dependent DNA enzyme called Taq-polymerase, which carries out the reading and consequently the binding of the nucleotides, complementary to the template DNA chain (maternal) and the formation of the new DNA chain (daughter).

- Initially, the 2 DNA strands separate at high temperatures, a process called nucleic acid denaturation.
- The second step is that the temperature decreases and the primer binds to the complementary DNA sequence.

Areas of use of the PCR method

Medicine
Detection of genetic mutations
Gene monitoring in genetic therapy

Forensics
Paternity test
Finding the criminal out of millions
Genetic fingerprinting

Molecular biology and anthropology
It is used to identify unknown people during
wartime

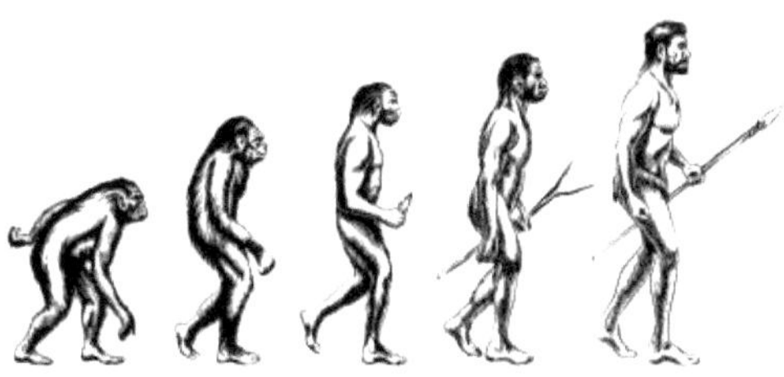

Na Unidade de Cuidados Intensivos COVID-19, os doentes críticos são hospitalizados apenas com o teste de diagnóstico confirmado positivo RT-PCR (Coronavírus) (RNA, qualitativo) no exsudado nasofaríngeo, foram também examinados para RPR, HIV etc. A determinação da gravidade do SARS-Cov2 / COVID / 19 foi efectuada de acordo com as escalas: HScore (P. Mehta et al.), PCR elevada, ESR, ferritina, fibrinogénio, D-dímero, linfopenia, trombocitopenia; risco tromboembólico (PADUA); coagulação intravascular disseminada, DIC (ISTH); nível de consciência (FOUR) em doentes entubados; falência de órgãos (SOFA); falência hepática (Child - Turcotte - Pugh). Também são determinados: Fermentos LDH, Troponinas, Creatinina Fosfoquinase, INR, Ionograma, Índice de Oxigenação Relação SpO2/FiO2, pCO2 (gap AV), etc. [55].

IC CHAOS Distúrbios endoteliais provocados pelo SARS-CoV-2 e endoteliose como preditores da Síndrome de Angústia Vascular Aguda e do desenvolvimento das síndromes MIS, confirmada e MMDS

O endotélio vascular é um órgão ativo parácrino, endócrino e autócrino, essencial para a regulação do tónus vascular e manutenção da homeostase vascular.5 A disfunção endotelial é o principal determinante da disfunção microvascular, alterando o equilíbrio vascular para uma maior vasoconstrição com subsequente isquemia do órgão, inflamação com edema tecidular associado e um estado pró-coagulante [56,57].

A COVID-19, causada pelo SARS-CoV-2, é uma MIS com inflamação múltipla, trombose e endotelite. A conversão da angiotensina I em angiotensina 1-9 e da angiotensina II em angiotensina 1-7 é catalisada pela enzima conversora de angiotensina 2, uma proteína membranar exopeptidase, que é uma metaloenzima contendo zinco.

Composto por 805 aminoácidos, peso molecular de 92,5 kDa, contendo 7 locais de N-glicosilação. Os produtores separáveis são formados devido à clivagem proteolítica pela protease ADAM17, bem como pelas serino-proteases TMPRSS2, TMPRSS11D e HPN/TMPRSS1. O recetor celular ACE2 é uma porta de entrada para o agente causador da síndrome respiratória aguda grave, SARS-CoV. A ACE2 é uma proteína transmembranar de tipo I, com um domínio N-terminal extracelular que contém o local ativo e uma curta cauda C-terminal intracelular. Daniel W Lambert et al. (2005) demonstraram que uma forma solúvel de ACE2, sem os seus domínios citosólico e transmembranar, bloqueia a ligação da proteína spike do SARS-CoV ao seu recetor. O envolvimento da ADAM17 no desprendimento regulado do ectodomínio da ACE2 foi comprovado pelo facto de a ACE2, expressa heterologamente em células HEK293 e expressa endogenamente em células Huh7, sofrer um desprendimento do ectodomínio mediado por metaloproteinase e induzido por éster de forbol. Confirmação da ADAM17 como a protease responsável pela ACE2 [58].

O desenvolvimento de MIS no SARS-CoV-2 é possível devido ao facto da ACE2 ser expressa na maioria dos tecidos. A proteína está primariamente localizada nas membranas dos pneumócitos tipo II, enterócitos do intestino delgado, células endoteliais das artérias e veias, bem como células musculares lisas na maioria dos órgãos. Além disso, foi encontrado ARNm para a ACE2 em células do córtex cerebral, do estriado, do hipotálamo e do tronco cerebral. A presença de ACE2 nos neurónios e glia do cérebro torna estas células susceptíveis à infeção pelo vírus SARS-CoV-2, o que pode levar à perda do olfato e ao desenvolvimento de défices neurológicos observados na doença COVID-19. Défice neurológico imunocomprometido que também se desenvolve com outras infecções, devido à propagação do agente infecioso, citocinas e outras toxinas endógenas na corrente sanguínea através dos vasos com disfunção endotelial [59,60].

Para além dos sintomas respiratórios, foram observadas múltiplas manifestações extrapulmonares, MIS, em que a disfunção endotelial e a imunotrombose foram consideradas mecanismos patogénicos fundamentais na COVID-19. Expresso (sintetizado) em células endoteliais vasculares, o componente 1 do canal iónico mecanossensível do tipo Piezo (PIEZO1), membro da família dos canais iónicos piezoeléctricos, é responsável pelos estímulos mecânicos do fluxo sanguíneo e da pressão arterial. O PIEZO1 provou ser um regulador fisiológico duplo e um fator patogénico nas células endoteliais, modulando a função endotelial e a integridade da barreira [61,62] .

Como resultado, chegámos ao mecanismo universal Imunocomprometido (IC CHAOS) de disfunção endotelial. Que é considerado como Síndrome de Angústia Vascular Aguda, incapaz de liquidar a Síndrome de Resposta Inflamatória Local (SIRL), e que se manifesta como um gatilho para a propagação e início da SIRS, com a Síndrome de Resposta Anti-Inflamatória Compensatória (SRAI) paralisada imunologicamente [63-68].

O endotélio com uma massa total de ~1,5-2 kg, com um comprimento de monocamada de células endoteliais de mais de 7 km, é considerado um órgão metabólico homeostático ativo. Participa na localização de LIRS, inflamação local suportada por CARS com a libertação de citocinas pró e anti-inflamatórias, impedindo a sua generalização para SIRS, mediando processos imunitários. Influencia a permeabilidade capilar através do controlo da pressão osmótica e hidrostática dos colóides, prevenindo a síndrome de fuga capilar. Mantém a homeostase através da regulação da função vasomotora (vasomoção) do tónus vascular (vasodilatação/vasoconstrição) e da hemostase, da produção e inativação dos factores de fibrinólise e da agregação plaquetária, bem como da síntese e inibição dos factores de proliferação da angiogénese vascular. Um dos muitos produtores produzidos pelo endotélio é o óxido nítrico (NO), que reduz a adesão dos leucócitos ao endotélio, mantendo a sua permeabilidade normal. O NO mantém uma pressão de perfusão óptima. Inibe a migração transendotelial de monócitos, a proliferação de células musculares lisas e de colagénio, inibe a adesão e a agregação de plaquetas; ativa o ativador do plasminogénio tecidular; funciona como um potente vasodilatador e antioxidante [69,70]. A disfunção endotelial ocorre sob o nome de endoteliose, como um conjunto de alterações no endotélio dos vasos sanguíneos durante as reacções hiperérgicas do organismo, sob a forma de inchaço, proliferação, afrouxamento e descamação. A disfunção endotelial é considerada como uma condição patológica do endotélio, que se baseia numa violação da síntese de factores endoteliais que são incapazes de assegurar a homeostase hemorreológica do sangue, levando à disfunção de órgãos e sistemas. Definimos esta condição como AVDS.

O desenvolvimento de AVDS ocorre devido a danos IC CHAOS nas células endoteliais [71]. Juntamente com a ACE2, para a aceleração da entrada de células SARS-CoV-2, também desempenha um papel importante e pelo ácido siálico, TMPRSS2, um indutor de metaloproteinase de matriz extracelular (CD147), catepsinas B e L, expressas em células endoteliais [72].

Assim, o SARS-CoV-2 atinge todos os órgãos internos, incluindo o pâncreas [73], outros sistemas e o sistema nervoso central, provocando MIS [1,15,74].

COVID-19. Síndrome de Angústia Vascular Aguda, Trombose, Dislipidemia, Stress Oxidativo e Nitro-Halogénico. Síndrome Inflamatória Multissistémica.

O coronavírus SARS-CoV-2 danifica o endotélio e, por conseguinte, a regulação do PIEZO1, causando disfunção endotelial, que é importante em várias perturbações patológicas. Lesões pulmonares Pneumonia associada à ventilação mecânica, associada ao SARS-CoV-2 e à adição de uma infeção nosocomial viral-bacteriana secundária, ventilação mecânica (volutrauma, barotrauma, etc.), hipertensão, aterosclerose e trombose. Os genes humanos PIEZO1 e PIEZO2 estão localizados na região 16q24.3 do cromossoma 16 e na região 18p11.22-p11.21 do cromossoma 18, respetivamente [75]. As meta-análises indicaram que a quantidade de plaquetas está fortemente associada à gravidade e à mortalidade da COVID-19, e uma quantidade reduzida de plaquetas pode atuar como um biomarcador de um mau prognóstico [76,77].

O tromboembolismo foi observado em quase 40% de todos os casos de COVID-19 (Helms et al., 2020). O cenário mais provável para o tromboembolismo associado à infeção por COVID-19 pode ser devido a danos nas células endoteliais vasculares. Porque a vasculite na COVID-19 é claramente mais extensa e grave do que noutras pneumonias (McGonagle et al., 2021) [78].

A proteína anticoagulante S (PROS1) foi descrita como um potencial fator de risco para complicações associadas à COVID-19 devido à enzima de proteólise PLpro do SARS-CoV-2. O aumento da expressão do CD147 e a utilização de inibidores da PLpro para preservar a função da PROS1 podem ser úteis para o tratamento das coagulopatias da COVID-19. Esta presença aumentada facilita potencialmente a replicação viral in situ, aumentando subsequentemente a clivagem da PLpro viral em PROS1. [79]. A manifestação de eventos trombóticos associados à doença COVID-19 baseia-se num importante desequilíbrio do sistema hemostático, incluindo o causado pela capacidade do SARS-CoV-2 de infetar células endoteliais vasculares e plaquetas, onde a produção de trombina bloqueia a fibrinólise, determinando assim um estado de hipercoagulabilidade [80]. Por esta razão, foram observadas alterações nos parâmetros de hemostasia em doentes infectados com COVID-19: tempo de tromboplastina parcial activada (aPTT), tempo de protrombina (PT), fibrinogénio, contagem de plaquetas, produtos de degradação da fibrina (FDP), dímero D, fator de von Willebrand, fator VIII, fator V, fator II, fator tecidular, antitrombina, trombomodulina e proteína S [81].

A coagulopatia da COVID-19 pode levar a um aumento da mortalidade devido a episódios tromboembólicos muito graves que podem conduzir à síndrome de disfunção multiorgânica [82].

A formação de trombos no COVID assemelha-se à síndrome antifosfolipídica, na qual os anticorpos antifosfolipídicos destroem os fosfolípidos endoteliais, provocam AVDS com desequilíbrio nos sistemas de coagulação / anticoagulação com a formação de trombos arteriovenosos no fundo da trombocitopenia. Os fosfolípidos são um componente estrutural importante das membranas celulares, suportando a estrutura celular, estão envolvidos nos processos de transporte molecular físico-bioquímico, enzimático, cujo dano leva a distúrbios das membranas celulares do endotélio vascular com o desenvolvimento de trombos. Cito-destruição celular semelhante das células endoteliais na síndrome antifosfolipídica e nas doenças de armazenamento lisossómico [83], como a tesaurose (reticulose de armazenamento). Os fosfolípidos e o colesterol fazem parte das lipoproteínas das membranas celulares e dos organelos celulares, que nas membranas também podem estar num estado livre, não ligado a proteínas. O rácio colesterol/fosfolípidos determina a fluidez ou a rigidez da membrana celular, o que é indicado pelo aumento da rigidez das membranas celulares durante a deformação dos glóbulos vermelhos em doentes com Síndrome de Fadiga Crónica/Encefalomielite Málgica (SFC/ME), neste caso, como complicação da infeção pelo coronavírus COVID-19. A relação colesterol/fosfolípidos na composição da bílis predetermina o grau de litogenicidade da bílis, de tendência para a formação de cálculos biliares de colesterol. A relação colesterol / fosfolípidos na composição das lipoproteínas plasmáticas, juntamente com o peso molecular das lipoproteínas (HDL, LDL ou VLDL), determina o grau de solubilidade do colesterol e as suas propriedades aterogénicas. O metabolismo, suporte de vida da célula, é efectuado em equilíbrio pelos sistemas oxidante (oxidante) e redutor (antioxidante). Ao analisar o Stress Oxidativo e Nitro-Galogénico em doentes com SARS-Cov2/COVID/19, uma das moléculas agressivas ROS são os radicais hidroxilo, e para os RNS o peroxinitrito ONOO-. Estas moléculas são das mais citotóxicas e danificam as gorduras, as proteínas e o ADN. A desorganização da célula leva à sua necrose. Aumenta o teor de lipoproteínas de alta densidade (HDL) e reduz a relação LDL/HDL e colesterol total/HDL. As ligações duplas dos ácidos gordos polinsaturados tornam as membranas celulares vulneráveis aos danos causados pelos ROS e RNS, provocando a peroxidação. A fluidez, a permeabilidade, a transmissão de sinais são perturbadas na célula, os receptores, o ADN mitocondrial e os núcleos são alterados. Verifica-se uma perturbação na regulação da renovação das membranas celulares e da sua permeabilidade, bem como na síntese de prostaglandinas - reguladores da defesa imunitária, leucotrienos e outras substâncias biologicamente activas. Durante a oxidação, surgem e acumulam-se nas mitocôndrias ROS e RNS agressivos. O modelo universal de suporte de vida celular é a fotossíntese das plantas, que produz oxigénio, a concentração de espécies reactivas de oxigénio torna-se muito elevada, mas a célula vive graças ao sistema antioxidante que restaura o equilíbrio. Nome genérico de um grande grupo de doenças caracterizadas por perturbações metabólicas congénitas ou adquiridas e pela acumulação patológica de produtos metabólicos nas células de vários órgãos e no sangue, que afectam diretamente o endotélio vascular, envolvendo-o em SIRS asséptica/septica, danificando-o, provocando perturbações endoteliais. Trombose, danos renais, hepáticos, embolismo pulmonar, distúrbios endócrinos, cerebrovasculares e neurológicos foram publicados em pacientes com COVID-19, indicando danos virais, de substâncias tóxicas endógenas ao endotélio, dislipidemia e stress oxidativo e nitro-halogénico [55].

O óxido nítrico (NO) é uma biomolécula gasosa de vida curta sintetizada pela enzima óxido nítrico sintase (NOS) através da oxidação da L-arginina em L-citrulina com efeitos multifuncionais, incluindo a regulação da respiração mitocondrial, a modulação da resposta imunitária e, na medicina regenerativa, a regulação da biologia da atividade das células estaminais. O NO, como segundo mensageiro que relaxa o músculo liso, regula a pressão sanguínea, inibe a agregação plaquetária, modula a resposta imunitária como neurotransmissor no sistema nervoso central, afecta a expressão de genes responsáveis pela sobrevivência e proliferação celular, ao nível da transcrição e tradução em vários tipos de células [84-86].

Normalmente, as citocinas protectoras visam destruir as bactérias patogénicas, os vírus, em caso de dissonância do IC CHAOS, gera um desequilíbrio entre: Espécies reactivas de oxigénio (ROS) / sistema antioxidante (AS); Espécies reactivas de azoto (RNS) / sistema anti-nitro oxidante (ANOS) manifestam-se como stress Oxidativo e Nitro-halogénico. Metabolitos acumulados ROS: radicais livres de oxigénio (O2 -* - anião radical superóxido, HO* - radical hidroxilo), moléculas de H2O2 - peróxido de hidrogénio, oxigénio singlete 1O2, ozono O3, hipoclorito HOCl; e RNS (principais formas de NO (trióxido de dinitrogénio - N2O3; peroxinitrito - ONOO- ; radical óxido nítrico - NO* ; catião nitrosónio - NO+ ; anião nitrosoperoxicarbonato - ONOOCOO- ; dióxido de azoto * NO2) têm um comportamento agressivo contra as suas próprias membranas biológicas. A redução das ERO é efectuada através da ativação da relação pró-oxidante/antioxidante (GSH, Ascorbato, Retinóis, Tocoferóis, Uratos,

Carotenos, Bilirrubina) e do mecanismo $\Delta\mu H+$ [87] e da utilização óptima do O2 na cadeia respiratória, reduzindo assim as ERO e o O2. A predominância de RNS> ANOS ativa a síntese intracelular da proteína p53, que induz a expressão das proteínas apoptogénicas Bcl-2, Bax, Fas, p53AIP (Apoptosis inducing protein). Simultaneamente à destruição das proteínas membranares, do ADN e do ARN, ocorre a peroxidação lipídica (LPO) das membranas celulares com a formação de: radicais lipídicos L*; peroxilas LOO*; hidroperoxilas LOOH; alcoxilas LO*. Nesses casos, a necrose> apoptose é claramente excedida, uma vez que o sistema ROS> AS predominante também reduz o potencial eletroquímico da membrana ($\Delta\mu H$) + e o potencial de membrana mitocondrial ($\Delta\Psi m$), provocando a síndrome de angústia da membrana eletro-iônica da paralisia [55,88].

A Síndrome de Angústia Microcirculatória Mitocondrial (SCMD) argumenta que a Síndrome de Angústia Vascular Aguda (AVDS)

O componente mais importante da SDAV é a Síndrome de Distúrbio Mitocondrial e Microcirculatório (SDM), que pode ocorrer durante a SIRS e é caracterizada por hipóxia tecidual citopática não corrigida pela otimização do transporte de oxigénio e associada a um defeito adquirido na utilização do oxigénio e na produção de energia nas mitocôndrias, levando à SDM [89].   O diagnóstico de SMD baseia-se num marcador de $pCO2$ válido de gap AV>6 mmHg. Na hipóxia tecidual, um aumento no marcador válido de $pCO2$ do gap AV>6 mmHg com a exclusão da síndrome de angústia respiratória aguda confirma a síndrome de angústia microcirculatória-mitocondrial como um colapso mitocondrial que explica a desaceleração/parada do retorno venoso de $CO2$ da periferia para o centro, devido à perturbação e perfusão da Pressão de Perfusão Sistémica (SPP), que é responsável pelo equilíbrio macrocirculação-microcirculação. Na SMDM, a síndrome de vazamento capilar indica AVDS avançada com MODS [90,91].   Isso necessariamente afeta o potencial eletroquímico de membrana ($\Delta\mu H$) +

e o potencial de membrana mitocondrial ($\Delta\Psi$m) de uma eletrotempestade ou eletroparalisia. Portanto, a dissonância Imunocomprometido (IC) CHAOS- [C]ardiovascular Compromisso: choque; [H]homeostase; [A]poptose; [O]rgan disfunção; [S] supressão do sistema imunológico, medeia MODS e agrava a desordem mielopoiese extrema/anormal e causa distúrbios funcionais e estruturais extremos genómicos (G), transcriptómicos (T), proteómicos (P), metabólicos (M) e fenomenais (F). A SPP óptima na ausência de MMDS mantém a homeostase celular, prevenindo a síndrome de angústia da membrana electro-iónica e fornece à membrana a eletroquímica, o seu campo bioelectromagnético, a energia quântica e a radiação electromagnética quântica, a transmissão de sinais induzida pelo potencial redox da mitocôndria, a síntese de ADN e ARN, a correção enzimática da reparação por excisão de bases do ADN danificado e a expressão de um gene anti-apoptótico que bloqueia a proteína BAX (família BCL-2), que protege os telómeros dos cromossomas do ADN. Com a imunoterapia com anticorpos que bloqueiam os receptores de membrana PD-1, bem como as células CTLA-4 e CAR-T, foi possível restaurar com êxito os genes danificados utilizando nanopartículas para melhorar a entrega de CRISPR-CAS9 no tratamento do cancro [92].

A constância da complacência ΔVP do cérebro é assegurada, segundo a doutrina Monroe Kelly, por um equilíbrio entre o fluxo sanguíneo cerebral, o líquido cefalorraquidiano e a massa do cérebro. Pressão de perfusão cerebral não inferior a 100 mmHg, concebida para proporcionar uma taxa metabólica na substância cinzenta de 75 ml/100 g/min, na branca de 30 ml/100 g/min e uma taxa metabólica de média de 55 mL/100 g/min. Em situações de queda do fluxo sanguíneo até 25 mL/100 g/min, há uma diminuição difusa da atividade nervosa eléctrica do córtex cerebral. E quando o fluxo sanguíneo é de ~15 mL/100 g/min há um abrandamento/desaparecimento da atividade nervosa bioeléctrica do córtex cerebral <10 mL/100 g/min observam-se lesões cerebrais irreversíveis, hipóxicas e isquémicas, paradas durante 8-10 segundos e perda de consciência [87,91].

**Eliminação lisossómica mitocondrial da autofagia. Mitofagia.
Mitofagia: eliminação selectiva das mitocôndrias**

A autofagia específica e inespecífica, uma forma de catabolismo que ocorre nos autofagossomas, vesículas de dupla membrana que encapsulam componentes celulares não funcionalmente desnaturados e moribundos, os amilóides dividem-nos e degradam-nos, limpando assim o ambiente intracelular. Apoiando, assim, a homeostase intracelular. A autofagia inespecífica surge quando há deficiência de nutrientes, ou seja, falta de elementos biologicamente activos dos alimentos que determinam o suporte de vida do organismo. Nestes casos, a autofagia decompõe o seu próprio biomaterial intracelular para fornecer nutrientes. A autofagia específica ou direccionada lisa organelos celulares defeituosos, proteínas desnaturadas e produtos tóxicos acumulados, purificando o ambiente ecológico intracelular, mantendo a homeostase intracelular. Destaca-se o papel da autofagia como sistema autónomo da célula para a remoção de padrões moleculares (estruturas moleculares) de agentes patogénicos, toxinas e produtos de stress celular. Ao proteger as células, a autofagia estimula a sobrevivência celular. A autofagia parece ser um processo de regeneração natural que ocorre a nível celular. David Rubinstein descobriu que a autofagia protege contra a doença de Parkinson, a doença de Huntington, algumas formas de demência e ajuda a combater infecções e inflamações. Enquanto a necrose celular é considerada como um dano a uma célula inteira, que leva à sua morte prematura em tecidos vivos através da autólise. Neste contexto, é necessário descrever a função da apoptose, que procura geneticamente a eliminação de células inúteis do corpo com o mínimo de danos para o ecossistema, mantendo os tecidos circundantes a funcionar adequadamente. Existe também a necroptose, uma forma programada de necrose, ou morte celular inflamatória. A inibição da necroptose e, em particular, da atividade da serina/treonina-proteína quinase 1 (RIPK1 quinase) reduz a inflamação e conduz a um aumento significativo do tempo de vida [93,94]. A dissonância do IC CHAOS acompanhada de AVDS, MMDS agrava a Síndrome de Angústia da Membrana de Electrões, acompanhada de mielopoiese anormal/extrema e gera MODS, cria distúrbios genómicos, transcriptómicos, proteómicos, metabólicos e fenomenais extremos, a mielopoiese funcional-estrutural é reduzida, incluindo a depuração lisossomal mitocondrial da autofagia (mitofagia) [91,95,96].

Através do rastreio de supressores de STING conhecidos e de proteínas codificadas pelo SARS-CoV-2, foi demonstrado que a ORF3a é um potente inibidor da autofagia mediada por STING, o que facilita a replicação viral. A ORF3a do Bat-CoV suprime a autofagia induzida pela STING do morcego, que pode ser neutralizada pelo inibidor de pequenas moléculas TPEN. Entre os Coronavírus humanos, apenas o SARS-CoV e o SARS-CoV-2 codificam a ORF3a [97].

A mitofagia teve origem durante a endossimbiose do antepassado α-proteobacteriano das mitocôndrias. Um tipo de autofagia especificamente direccionada é a mitofagia, que elimina seletivamente as mitocôndrias falhadas que não conseguem desempenhar o papel de "centrais eléctricas celulares" e de produção de energia. Como resultado, a mitofagia elimina estas mitocôndrias, permitindo a regeneração de mitocôndrias capazes de manter o papel de fornecimento de energia e eletricidade à célula. A PTEN quinase induzida 1 (PINK1) e a Parkin E3 ubiquitina ligase apoiam a mitofagia. A PINK1 e a Parkin trabalham em conjunto para identificar e marcar as mitocôndrias defeituosas para eliminação, mantendo as mitocôndrias funcionais. O PINK1 (PTEN-induced kinase 1) é um gene codificador de proteínas. As vias associadas incluem a expressão genética (transcrição) e a autofagia selectiva. A doença de Parkinson e outros processos neurodegenerativos estão associados a mutações no gene PINK1.

A mitofagia é também importante em infecções graves. Os genes determinam a autofagia. A mitofagia é apoiada por mais de 25 genes ATG associados à autofagia na correlação da mitofagia em várias condições de génese infecciosa e não infecciosa (processos neurodegenerativos). Assim, a remoção autofágica de mitocôndrias danificadas é um processo celular conservado para manter uma mitocôndria saudável chamado Mitofagia [98].

Perturbação da homeostase do Ca+2 mitocondrial. A inflamação durante a infeção por SARS-CoV-2 depende do nível de Ca2+ e da função de abertura e fecho de danos do Poro de Transição de Permeabilidade Mitocondrial (mPTP), do Uniporter de Cálcio Mitocondrial (MCU) e dos canais de aniões dependentes da voltagem (VDAC)

A captação mitocondrial de Ca 2+ controla as funções intra-organelares e citosólicas. Nas mitocôndrias, o aumento do Ca 2+ regula a atividade das enzimas do ciclo do ácido tricarboxílico, apoiando o metabolismo oxidativo de energia e a produção de ATP. Ao mesmo tempo, formam-se espécies reactivas de oxigénio como subprodutos do consumo de oxigénio. Neste caso, as mitocôndrias actuam como tampões para o aumento do Ca 2+ citosólico, regulando assim os processos celulares dependentes do Ca 2+. Em condições patológicas, a sobrecarga de Ca 2+ mitocondrial provoca a abertura do poro de transição da permeabilidade mitocondrial (mPTP) e a libertação de cofactores apoptóticos. A captação mitocondrial de Ca 2+ ocorre em resposta a um aumento local de Ca 2+ entre o retículo endoplasmático e as mitocôndrias e é mediada pelo uniporter mitocondrial de Ca 2+ (MCU), um canal altamente seletivo da membrana mitocondrial interna. Tanto o canal como as subunidades reguladoras formam o complexo MCU (MCUC). O MCUC é composto por subunidades formadoras de poros, incluindo o MCU, o MCU-dominante negativo b (MCUb), o regulador essencial do MCU (EMRE), e por subunidades reguladoras, incluindo a captação mitocondrial de cálcio 1 (MICU1), MICU2, MICU3 e o regulador 1 do MCU (MCUR1) [99-102].

Os canais iónicos são proteínas formadoras de poros (simples ou complexos inteiros) que mantêm a diferença de potencial que existe entre os lados exterior e interior da membrana celular de todas as células vivas. Pertencem às proteínas de transporte. Com a sua ajuda, os iões movem-se de acordo com os seus gradientes electroquímicos através da membrana. Estes complexos são uma coleção de proteínas idênticas ou homólogas, firmemente embaladas na bicamada lipídica da membrana em torno de um poro aquoso. Os canais estão localizados no plasmalema e em algumas membranas celulares internas. Os iões que passam através dos canais iónicos são Na+, K+, Cl- e Ca2+. Devido à abertura e fecho dos canais iónicos, a concentração de iões em diferentes lados da membrana altera-se e ocorre uma mudança no potencial da membrana. Descrevemos a síndrome de angústia da membrana de iões eléctricos. As lesões morfofuncionais primárias/secundárias dos poros/canais das biomembranas provocam uma rutura na geração, transdução e transmissão do potencial elétrico da membrana (MEP). O campo biomagnético e a energia quântica/radiação electromagnética quântica são também desestabilizados, como sinal de ligação da transmissão e amplificação das reacções patoquímicas de uma célula fisiopatológica. Consideramos esta síndrome como síndrome de angústia da membrana de iões eléctricos (EIMDS), cujo distúrbio se gera com a síndrome de fadiga crónica/encefalomielite mialgica (CFS/ME). Também chamámos a esta síndrome Maria & Irina Vasilieva, como um interrutor que desestabiliza a homeostase dos meios intracelular e extracelular devido à perturbação da membrana. A dissonância do IC CHAOS cria um distúrbio de electro-tempestade/electroparalisia da MEP devido a citocinas cujo distúrbio instala EIMDs e CFS/ME, cujo marcador de diagnóstico são glóbulos vermelhos menos deformados com uma membrana celular "dura" compactada, através da determinação da permeabilidade da membrana eritrocitária e da capacidade de sorção dos glóbulos vermelhos. A terapia padrão em doentes críticos sobreviventes com dissonância IC CHAOS não proporcionou uma diminuição estável do CFS/ME, cujo efeito foi observado após o MOST-ELSO, e devido à perfusão crio-bio-xeno mielo-timo-esplénica. Este sucesso, da crioterapia expressou ↓toxicidade do oxigénio e do azoto e da água pesada efeito de compressão e de redução da "sinérese" das proteínas, separação do líquido do gel provocada por uma redução das proteínas devido à libertação de água da membrana e à libertação das membranas celulares e das células de deutério D/²H, "água pesada" que inibe algumas reacções de clivagem [88].

O bloqueio dos canais de cálcio pode ser uma opção de tratamento adequada para o SARS-CoV-2, uma vez que o Ca2+ é necessário para melhorar o processo de fusão do SARS-CoV-2. A inflamação durante a infeção por SARS-CoV-2 depende do nível de Ca2+. O processo é determinado pela abertura/fecho do poro de transição de permeabilidade mitocondrial dependente do uniporter de Ca++ (poro mPT), que já descrevemos suficientemente na revista médica universal [103, 104].

A exposição à proteína spike ou ao domínio de ligação ao recetor (S-RBD) do SARS-CoV-2 afecta significativamente as células endoteliais e induz a endoteliopatia vascular pulmonar. O bloqueio do canal de cálcio operado por armazenamento (SOCC) e o estiramento da aurícula direita no contexto de hipoxia/reoxigenação desenvolvem fibrilhação ventricular. Os SOCC são activados em resposta à depleção da reserva de cálcio - o retículo endoplasmático. O domínio de ligação ao recetor da proteína spike do SARS-CoV-2 perturba a homeostase do cálcio intracelular e danifica as células endoteliais vasculares pulmonares. O S-RBD conduz a uma indução aguda ou prolongada da concentração intracelular de cálcio livre ([Ca 2+] através da ativação aguda do gene TRPV4 (Transient receptor potential cation channel subfamily V member 4 is an ion channel protein that in humans is encoded by the TRPV4) e da ativação a longo prazo do canal mecanossensível Piezo1 e do canal de cálcio operado por armazenamento (SOCC). Por mecanismo, a S-RBD interage com a ACE2, induzindo a formação de aglomerados que incluem Orai1 (a proteína activadora da libertação de cálcio 1 é um canal iónico seletivo para o cálcio codificado pelo gene ORAI1 nos seres humanos).), Piezo1 e TRPC1 (Transient recetor potential cation channel subfamily C member 1), facilitando a ativação dos canais Piezo1 e SOCC e conduzindo a um aumento da apoptose. Estes efeitos são bloqueados pelo cobofenol A, que inibe a ligação entre a S-RBD e a ACE2, ou pelo quelante de cálcio intracelular BAPTA. - AM (o BAPTA-AM é um quelante permeável às células, altamente seletivo para o Ca2+). O bloqueio de Piezo1 e SOCC por GsMTx4 protege eficazmente a lesão endotelial microvascular pulmonar induzida por S-RBD em ratinhos transgénicos hACE2 Tg, normalizando a [Ca 2+] elevada. A análise transcriptómica mostra que o protótipo S-RBD tem efeitos agudos mais graves do que o Delta ou o Lambda S-RBD. O estudo fornece provas convincentes de que a S-RBD pode causar danos persistentes no endotélio vascular pulmonar ligando-se à ACE2 e desencadeando [Ca 2+] através da ativação de Piezo1 e Orai1. A inibição direccionada do eixo ACE2-Piezo1/SOCC-[Ca 2+] prova ser uma estratégia potente para o tratamento de doenças vasculares pulmonares induzidas por S-RBD [105].

O gene PIEZO1 está também relacionado com os canais de cálcio. O gene PIEZO1, homólogo do gene PIEZO2, codifica um canal iónico mecanossensível, que é responsável pela resposta a danos mecânicos. Os genes PIEZO1 e PIEZO2 regulam a pressão sanguínea, a respiração e a atividade da bexiga. O PIEZO1 é um canal catiónico mecanossensível e não seletivo que regula o fluxo de iões de cálcio através da membrana. A atividade do PIEZO1 é regulada pela fosfatidilserina através da sua inibição. O gene PIEZO1 contém 51 exões. A proteína do canal iónico PIEZO1 tem 36 domínios transmembranares e é um homotetrâmero. O PIEZO2 é também um canal iónico. Pela descoberta do PIEZO1, PIEZO2 e de outros genes responsáveis pela resposta ao frio e ao calor, o Prémio Nobel da

Fisiologia ou Medicina foi atribuído a equipas de investigação dos EUA lideradas por Ardem Patapoutian) e David J. Julius (2021) [106].

Os canais aniónicos dependentes da voltagem (VDAC) são proteínas formadoras de poros (aproximadamente 30 kDa) associadas às mitocôndrias, organelos ligados à membrana que se encontram em quase todos os eucariotas (células que têm um núcleo ligado à membrana). As mitocôndrias, geralmente referidas como os "geradores de energia das células", são compostas por membranas binárias: a membrana mitocondrial externa (OMM) e a membrana mitocondrial interna (IMM). Embora esta última seja essencialmente impermeável a quaisquer soluções hidrofílicas, a OMM é tornada "porosa" pelos VDACs, que são proteínas integrais da membrana que promovem a livre difusão de moléculas de aproximadamente 5 kDa ou menos. Os "poros" no OMM foram renomeados VDAC, principalmente devido às suas propriedades electrofisiológicas quando reconstituídos in vitro em bicamadas fosfolipídicas ou vesículas lipossomais [107]. A família de proteínas VDAC é constituída por três isoformas de três genes distintos (VDAC1, VDAC2 e VDAC3).

O uniporter de cálcio mitocondrial (MCU) é um transportador de Ca 2+ conservado nas mitocôndrias das células eucarióticas. A MCU expressa ectopicamente está localizada em HeLa e em neurónios granulares cerebelares primários (CGN). Foi demonstrado que a MCU interage com o VDAC1 e medeia a morte celular induzida pela sobreexpressão do VDAC1 no CGN. Esta descoberta demonstra que o complexo MCU-VDAC1 regula a captação de Ca 2+ mitocondrial e a apoptose induzida pelo stress oxidativo, que podem representar alvos terapêuticos para doenças relacionadas com o stress oxidativo [108].

O stress oxidativo, a sobrecarga de Ca 2+, a hipóxia e os agentes citotóxicos activam a transição de permeabilidade da membrana mitocondrial interna das mitocôndrias, ou seja, estimulam o Poro de Transição de Permeabilidade Mitocondrial (mPTP) [109]. O nível de abertura do mPTP não permite a passagem de proteínas, solutos e metabólitos de até 1,5 kDa de tamanho, que passam livremente pela membrana interna normalmente impermeável. A água penetra na matriz mitocondrial ao longo de um gradiente osmótico, fazendo com que as mitocôndrias inchem com a rutura mitocondrial. A mPTP desempenha um papel crítico na morte celular, especialmente na necrose [110], e está envolvida no desenvolvimento e progressão de muitas doenças, incluindo lesão por isquemia/reperfusão, distrofia muscular, doença de Alzheimer e cardiotoxicidade. Mario Zoratti sugeriu que as propriedades de condutividade eléctrica do VDAC são semelhantes às descritas para o mPTP [111]. Por outro lado, a proteína de fusão GST-CypD destrói o VDAC em colaboração com a adenina nucleótido translocase (ANT), como outro componente da mPTP em lisados mitocondriais. A restauração deste complexo VDAC-ANT-CypD levou à formação de um canal dependente de Ca 2+, sensível à ciclosporina, que lembra o mPTP [112]. Os investigadores ainda não chegaram ao resultado final da necrose celular provocada pela predominância do mPTP ou do VDAC. As ROS produzidas mitocondrialmente estão envolvidas na morte celular e promovem a acumulação de Ca 2+ nas mitocôndrias [113]. As ROS geradas pelas mitocôndrias induzem a libertação de citocromo c, que é inibida por bloqueadores VDAC ou anticorpos anti-VDAC [114]. O citocromo c é uma pequena proteína contendo heme, pertence à classe dos citocromos, contida no heme sequencial do tipo c. Desempenha duas funções, é um transportador de um único eletrão que se liga livremente à membrana mitocondrial interna e ao componente da cadeia anterior.

Além disso, as mitocôndrias sem todos os VDACs com respostas MPT melhoradas não demonstraram um papel promotor de morte para os VDACs, mas sim um papel pró-sobrevivência. [115]. Em confirmação, as mitocôndrias e as células sem VDAC aumentam a resposta MPT e a morte [116], indicando que o VDAC protege contra a mPTP em vez de a promover.

A captação de Ca2+ via MCU desencadeia a abertura do mPTP da membrana mitocondrial interna para induzir a oligomerização do VDAC da membrana mitocondrial externa. Canal de cálcio não seletivo do poro de transição da permeabilidade mitocondrial (mPTP) - é um poro de membrana não seletivo de iões, dependente do cálcio, com uma vasta gama de funções. O uniporter mitocondrial de Ca 2+ (MCU) é uma proteína transmembranar que permite a passagem de iões de cálcio do citosol da célula para a mitocôndria. O canal seletivo de aniões, Voltage-dependent anion channels (VDAC) é a proteína mais abundante na membrana externa das mitocôndrias eucarióticas, é uma proteína com um peso de ~30 kDa, contendo um canal com um diâmetro interno de ~3 nm, que permite a passagem de moléculas até ~5 kDa. A otimização das funções de MCU, mPTP e VDAC em caso de perturbação do regime de abertura-fecho dos poros, a fim de evitar a perturbação da homeostase do cálcio celular mitocondrial com necrose celular maciça causada pela tempestade de citocinas IC CHAOS COVID infeção com síndrome MMD pronunciada, levou ao recrutamento de microcirculação-mitocondrial [117].

Terapia de suporte de múltiplos órgãos (MOST) Organização de suporte de vida extracorporal (ELSO) oxigenação extracorporal ECMO e eliminação de CO2 por tipo ECCO2R

O tratamento dos doentes com SARS-Cov2 / COVID-19 foi efectuado de acordo com os Protocolos Nacionais, Organização Mundial de Saúde, com a manifestação de MODS foi orientado pelo "Surviving Sepsis COVID-19" utilizando (ECMO) MOST-ELSO [118]. Ventilação mecânica com recrutamento alveolar [117,119]. Protocolo de tratamento inicial para choque cardiogénico em doentes com miocardite fulminante: inotrópicos; vasopressores; ventilação artificial; suporte de circulação artificial com oxigenação por membrana extracorporal; suporte de assistência ventricular; bomba de balão intra-aórtico [120]. Tratamento antiviral: Inibição da RNA polimerase dependente de RNA

(Remdesivir); Inibição da fusão do coronavírus com a membrana celular através da alteração do pH da superfície da membrana celular (Hidroxicloroquina); Inibidores da protease (Lopinavir / Ritonavir). Corticosteróides sistémicos como anti-inflamatórios (Dexametasona) [55]. Os glucocorticóides, incluindo a dexametasona, suprimem a expressão de mediadores inflamatórios e previnem a ativação dos neutrófilos [121]. A hidrocortisona estabiliza o glicocálix endotelial através da inibição do TNF-α, e mantém a barreira fisiológica à permeabilidade endotelial apesar dos processos inflamatórios [122]. Imunomoduladores (Tocilizumab - Antagonista Seletivo do Recetor de IL-6; Anakira - Antagonista Seletivo do Recetor de IL-1). Outros autores também utilizaram imunomoduladores: Siltuximab, Baricitinib, Sarilumab [55]. Terapia do Sistema Complemento. Eculizumab, um anticorpo monoclonal humanizado que tem como alvo C5. O ravulizumab é um anticorpo monoclonal humanizado recombinante anti-C5. O IFX-1 bloqueia o efeito do C5a sem interferir com a função do C5b e mantendo o complexo de ataque da membrana completo. O avdoralimab é um anticorpo bloqueador IgG1-kappa anti-C5aR1. O narsoplimab (OMS721), um inibidor da MASP-2, é utilizado para perturbar a interação entre a MASP-2 e a proteína N do SARS-CoV-2 [123]. A proteína C-reactiva (CRP) elimina as bactérias e as células hospedeiras em processo de apoptose ou necrose, à medida que os componentes do complemento C1q-C4 actuam [124]. Como os níveis elevados de PCR estão associados à COVID-19, a redução dos níveis de PCR por aférese terapêutica reduz potencialmente a progressão patológica na fase inicial [125]. As vacinas estão agora disponíveis, mas questões como o declínio da eficácia contra as diferentes variante do SARS-CoV-2 e o envelhecimento da imunidade induzida pela vacina realçam a importância de encontrar mais medicamentos antivirais como segunda linha de defesa contra a doença. O reposicionamento de medicamentos tem sido utilizado para encontrar rapidamente opções terapêuticas para a COVID-19 [126].

Os medicamentos, incluindo o Nirmatrelvir durante a fase aguda da COVID-19 e a Metformina, estão a ser avaliados e mostram-se promissores pela sua capacidade de reduzir o risco de resultados adversos para a saúde associados à COVID-19 prolongada. A utilização de uma estratégia de reaproveitamento de fármacos deve ser alargada para descobrir fármacos anti-COVID-19 adicionais, especialmente porque o desenvolvimento de resistência deve ser antecipado [127,128]. Terapia com células estaminais. As células estaminais mesenquimais suprimem a libertação de citocinas pró-inflamatórias como a IL-6, IL-12, IL-1α, TNF-α e IFN-γ, reduzindo assim a frequência das tempestades de citocinas [129]. As células estaminais mesenquimais suprimem também a secreção do fator de crescimento endotelial vascular e do fator de crescimento dos queratinócitos para aliviar a SDRA e regenerar os tecidos pulmonares lesionados [130]. Também aplicámos o plasma convalescente como portador de anticorpos anti-COVID19 e ativo na neutralização da IL-6, com testes aos dadores, incluindo a ausência de anti-HLA, para evitar o risco de TRALI (Transfusion Related Acute Lung Injury) [55]. Anticoagulante injetável HNF (Heparina não fraccionada) / HGMM (Heparina de baixo peso molecular: Enoxaparina, Dalteparina, Nadroparina) no tratamento de coagulopatias e na profilaxia de tromboembolismo venoso, trombose venosa profunda, embolia pulmonar, DIC. Não aplicámos anticoagulantes orais em Doentes de Cuidados Intensivos, estando apenas recomendados para doentes em ambulatório: Apixaban; Rivaroxaban. [55]. A heparina/heparinas de baixo peso molecular neutralizam as quimiocinas e citocinas, reduzindo a tempestade de citocinas para proteger o glicocálix, inibem a atividade da heparanase para manter a espessura do glicocálix e reduzem a mortalidade na infeção por COVID [131]. Antibióticos de acordo com o método de antibioticoterapia de descalcificação para a síndrome mono ou multi-inflamatória. Nutrição enteral e parentérica através da aplicação de glucose, aminoácidos e intralípidos.

Os doentes em estado crítico que desenvolvem formas graves de síndroma de disfunção de múltiplos órgãos (MODS) podem não ser adequadamente apoiados por tratamento farmacológico. Nestes casos complexos, pode ser necessária uma única forma de suporte extracorporal de órgãos (ECOS), mas a terapia de suporte múltiplo de órgãos (MOST) é atualmente considerada uma abordagem viável. A disfunção renal grave é uma síndrome típica que requer terapia de substituição renal (TSR) no contexto de MODS. Após mais de uma década de aplicação da TSR em vários contextos de cuidados intensivos, os ECOS já não são vistos como técnicas extraordinárias ou particularmente agressivas em doentes com SMO. Atualmente, verifica-se um aumento significativo da utilização da oxigenação por membrana extracorporal e da remoção extracorporal de dióxido de carbono. [132]. No SMO, de acordo com o EVLWI, é efectuada a reanimação volémica, a reanimação hemostática no contexto da reanimação do equilíbrio coagulação-anticoagulante-fibrinolítico. Em 2007, registámos a estabilização bem sucedida da "fase metabólica" da reanimação da coagulação, embora ainda estejamos longe dos métodos de "reanimação sem fluidos" ou "reanimação de baixo volume" [133].

Com MODS, con um aumento da ↑ pCO2, causado pela Síndrome de Angústia Respiratória Aguda pulmonar/ extrapulmonar, ARDS [134-138] e confirmado pela queda do índice de oxigenação ↓ PaO2/FiO2 ↓ 300 no contexto da classificação de Berlim 2012 são também tidas em conta as violações de patologias das trocas gasosas: 1) Trocas gasosas pulmonares, a) Insuficiência respiratória aguda FetCO2 ↓, SaO2 ↓, PaO2 ↓, FiO2 ↓, b) Parenquimatosa (lesão endotelial-epitelial do tecido alveolar e vascular) FetCO2↓ / ou normal, SaO2 ↓, PaO2 ↓. 2) Transporte de gás no sangue (volume minuto) ↓, Hb ↓, SvO2 ↓, PvO2 ↓, avSO2, avPO2. 3) Trocas gasosas nos tecidos SvO2 ↑, BE ↑, PvO2 ↑, avSO2 ↓, avPO2 ↓ lactato /piruvato ↑.

At the same time the pressure/volume loop of the trachea is also considered which are presented in 4 types (cucumber, pod, pear, tomate), o que significa que quanto mais a superfície da ansa é expandida, maior é o padrão respiratório, bem como a definição da complacência dinâmica (Cdyn) e estatística (Cst), confirmando os danos nos órgãos respiratórios que agravam a Síndrome de Colapso

Microcirculatório Mitocondrial e o Recrutamento Microcirculatório-Mitocondrial nestes casos são complementados com a terapia MOST na Organização de Suporte de Vida EXTRACORPÓREA (ELSO) com métodos activos de desintoxicação:1) Recrutamento alveolar com suporte respiratório em modos especiais de ventilação, principalmente APRV com hipercapnia permissiva em pH normal, 2) Recrutamento Microcirculatório-Mitocondrial (RMM), 3) MOST Extracorporeal Life Support Organization (ELSO) oxigenação extracorporal ECMO e eliminação de CO_2 por tipo ECCO2R [118], 4) Métodos activos de desintoxicação intra e extracorporal electroquímicos ultravioleta (laser) fotomodulação de auto sangue ultra diafiltração filtração contínua intermitente, hemodiálise, bioimunoactivação e biodetoxificação através da utilização de bio xenoperfusão extracorporal (mielo-timo-baço), enterosorção, volnerosorção, sorção plasmática, troca plasmática, linfosorção sorção liquórica, diálise peritoneal, oxigenação do fígado através da veia umbilical bougienizada, hipotermia e outros [63,66-68,139-143] 5) Modelação do índice de fluido pulmonar extravascular (EVLWI). Se o EVLWI for <10 mL/kg, indica atelectasia alveolar que requer reanimação volémica, broncoscopia, recrutamento alveolar e terapia com surfactante. Nas situações em que o EVLWI é >10 mL/kg, trata-se de uma ameaça de edema pulmonar que requer uma redução da ressuscitação volémica e a inclusão de diuréticos de ultrafiltração e MOST-ELSO, terapia inotrópica e monitorização invasiva, 6) Bloqueio epidural torácico Th4-Th5. O nível de cateterização do espaço epidural deve ser Th4 -Th5 (bloqueio epidural torácico) em doentes hiper-eu-cinéticos, especialmente com hipertensão e hipervolemia (EVLWI>10 mL/kg), mas sem coagulopatia por hipocoagulação. A analgesia epidural ao nível do tórax é favorável porque expande as arteríolas coronárias espásticas (dilatação cardiocoronária), aumenta a entrega de O2 ao miocárdio, reduz o consumo de oxigénio do miocárdio, reduz o risco de enfarte do miocárdio e isquemia, melhora a função pulmonar e contribui para o funcionamento das trocas gasosas pulmonares; reduz a hipertensão pulmonar, acelera a motilidade intestinal, promove o movimento intestinal e está em conformidade com o protocolo de analgesia multimodal. Infusão permanente de anestésicos locais (Ropivacaína 0,2%/0,125% Marcaína) em combinação com analgésicos opióides (fentanil 2-4 µg/mL). Após bolus de 4 ml, segue-se uma infusão constante de 5,0-7,0 ml/h de acordo com as indicações clínicas. A anestesia epidural controlada pelo doente é Ropivacaína 0,2%/0,125% Marcaína em combinação com analgésicos opiáceos (Fentanil 2-4 µg/mL). Para um bólus de 4 ml da mistura segue-se uma infusão constante de 3,5-6,0 ml/h com um intervalo de bloqueio de 20-30 minutos. A dose deve ser de 1,0 a 2,0 mL, para que o próprio doente a possa introduzir. No caso de persistência da dor, segue-se um protocolo de anestesia multimodal. O paracetamol aumentou significativamente o efeito da analgesia, o que pode ser comparado com a analgesia opióide ou com os anti-inflamatórios não esteróides

Assim, a descentralização, a terapia anti-choque, a desintoxicação e a analgesia na estratégia de recrutamento Microcirculatório - Mitocondrial, complementada por MOST-ELSO (ECMO e eliminação de CO2 ECCO2R, etc.) e em combinação com tratamento antibacteriano/antifúngico [144] / antiviral e correção cirúrgica [145], contraria a síndrome de angústia microcirculatória - mitocondrial do colapso mitocondrial.) e em combinação com tratamento antibacteriano/antifúngico [144] / antiviral e correção cirúrgica [145], contraria o colapso mitocondrial da Síndrome de Angústia Microcirculatória-Mitocondrial, e a regressão da Síndrome de Angústia Vascular Aguda e MODS [146-148]. Suporte de vida abrangente e tratamento capaz de prevenir o transplante de órgãos e especialmente o transplante de pulmão em formas avançadas de SARS-Cov2 [149]. O suporte respiratório, cardíaco com recurso a marcadores, incluindo a galectina-3 na doença cardíaca [45] e cerebral [150-167], tem-se justificado não só na hemorragia obstétrica crítico-terminal [168], mas também com lesões maciças e no MODS oncológico, e mesmo com a infeção por coronavírus SARS-Cov2 / COVID19, em que a Síndrome de Angústia Vascular Aguda é significativa para o desenvolvimento de MIS. Na prevenção da pandemia de SARS-Cov2 / COVID19, a vacinação desempenha um papel especial [169], assente numa gestão de qualidade [170,171]. Uma vez que, por um lado, são bem conhecidos os benefícios das vacinas de mRNA da espícula do SARS-CoV-2, incluindo um declínio significativo na morbilidade da COVID-19 e uma diminuição da taxa de mortalidade das pessoas infectadas pelo SARS-CoV-2. Por outro lado, os estudos de farmacovigilância revelaram a existência de casos raros de complicações cardiovasculares após a vacinação em massa utilizando tais formulações. O que consideramos como Síndroma de Angústia Vascular Aguda [172]. O que coincide e com outros dados. Effect of SARS-CoV-2 Infection and BNT162b2 Vaccination on the mRNA Expression of Genes Associated with Angiogenesis, contribuem para o desenvolvimento de efeitos cardiovasculares adversos[173].

Embora hoje em dia o perigo da infeção aguda pelo SARS-CoV-2 tenha sido atenuado por variantes virais menos agressivas e por vacinações em massa, concentrações séricas adequadas de 25(OH)D3 em doentes com COVID-19 podem ser protectoras contra complicações sistémicas, incluindo manifestações neurológicas agudas e crónicas (COVID longo). O calcitriol e os hidroxiderivados de L3 e T3 mostram efeitos neuroimunoendócrinos interessantes no decurso da infeção por SARS-CoV-2 e podem desempenhar um papel adjuvante na neuroprotecção, reduzindo os danos endoteliais da barreira hemato-encefálica (BBB), antagonizando a imunotrombose vascular e regulando negativamente a neuroinflamação. A partir dos múltiplos esquemas de correção neurovegetativa (CNV) da insuficiência cerebral (IC) de várias causas (traumas, onco, AVC, neuroinfecções, neste caso COVID 19 SARS-CoV-2, metabólicas, hipóxicas, etc.), em curso há 41 anos, retrospetivamente, a equipa de enfermagem da Universidade de Coimbra (U.E.) tem vindo a desenvolver um trabalho de investigação e desenvolvimento sobre a insuficiência cerebral.), em curso há 41 anos, retrospetivamente, organizou o padrão, com três síndromes essenciais de manifestação da IC: Diencéfalo-hipercinético (catabólico adrenérgico), extrapiramidal-eucinético (equilibrado), e mezencéfalo-hipocinético (anabólico colinérgico). A NVC é multimodal e selectiva na inibição, correção e analgesia, realizando a correção loco-regional dos três sintomas da IC e sistémica através de medicações adequadas, a NVC pode assim ser obtida. Aqui descrevemos, síndrome diencéfalo-hipercinético (catabólico adrenérgico)→ agitação psíquica, motora e vegetativa (↑ pressão arterial [PA], frequência cardíaca [FC], T0C) regressam à normalidade administrando as doses habituais de dexmedetomidina (D) com influência de agonistas da proteína G e α2-Adreno super selectivos, como neurotransmissor locorregional cerebrospinal, a D instala ansiólise [174] com neuroestimulação [175].

Os efeitos anti-inflamatórios, antioxidantes e citoprotectores da melatonina nas infecções virais foram estudados na hiperinflamação, tempestade de citocinas e oxidação associadas à COVID-19. Foram publicados resultados encorajadores, incluindo o efeito virucida da melatonina e o aumento da eficácia das vacinas contra o SARS-CoV-2 [176]. Além disso, a melatonina também teve um efeito positivo na qualidade do sono em adultos com doenças respiratórias e metabólicas e distúrbios primários do sono.

A COVID-19 está associada a perturbações psicóticas de várias formas, incluindo hiperinflamação, neurotoxicidade e factores de stress psicológico [177]. A etiologia da psicose associada à COVID-19 é causada por hiperinflamação e ativação do sistema imunitário [178-183].
A lesão cerebral na COVID é principalmente neurológica, como uma via de sinalização material da infeção inflamatória por COVID dos vasos cerebrais. Isto é importante, desde a libertação destes doentes, do stress adicional, do sofrimento, da estigmatização na sociedade, do seu isolamento, intimidação, coerção (bullying) com violação e restrição dos seus direitos. Uma vez que, concomitantemente com as lesões inflamatórias de muitos órgãos, os défices cognitivos são um componente das consequências pós-agudas da COVID-19 (PASC), onde o papel da via da quinurenina é significativo com comprometimento cognitivo temporário [71,184]. A principal via de

degradação do triptofano é um aminoácido sem o qual é impossível a síntese da serotonina, que controla os ciclos de sono e vigília e é o precursor da melatonina, a hormona do sono.

O SARS-CoV-2 utiliza o recetor ACE2 do SARS-CoV para a entrada e a serina protease TMPRSS2 para a preparação da proteína S. Um inibidor de TMPRSS2 aprovado para uso clínico bloqueia a entrada e pode representar uma opção de tratamento. O soro de doentes convalescentes com SRA neutraliza a entrada causada pela SRA-2-S. O inibidor da serina protease mesilato de camostat, ativo contra o TMPRSS2, bloqueou parcialmente a entrada do SARS-2-S nas células Caco-2, Vero-TMPRSS2 e Vero-TMPRSS2 [185,186]. Ao mesmo tempo, a inibição mediada pela hidroxicloroquina da entrada do SARS-CoV-2 é atenuada pelo TMPRSS2 [187].

Devido ao facto de a ACE2 e a TMPRSS2 serem reguladas por androgénios e estarem envolvidas na entrada do vírus na célula infetada com o Coronavírus, os antiandrogénios, antigonadotrofinas ou inibidores da 5-alfa-redutase (5-ARI) são considerados como possíveis tratamentos para o SARS-CoV-2 [188]. Outras proteases, como a catepsina L e a elastase expressa por neutrófilos (ELANE), têm a capacidade de ativar a proteína S e promover a infeção por SARS-CoV-2. Foi investigada a associação de variantes de nucleótido único (SNV) em ELANE com COVID-19 e marcadores bioquímicos. A genotipagem das variantes ELANE rs17216663C/T (Pro257Leu), rs17223045C/T (Asln30Asn) e rs3761007G/A foi efectuada utilizando um ensaio de discriminação alélica por nuclease 5′ (ensaio TaqMan). Os resultados mostram que os ensaios ELANE rs17223045C/T e rs3761007G/A conferem proteção contra a COVID-19 [189].

Em teoria, os receptores decoy de fusão Fc poderiam ser utilizados contra qualquer doença infecciosa, uma vez identificados os seus receptores. Contudo, as proteínas de fusão Fc podem produzir anticorpos anti-droga, o que pode comprometer a segurança e a eficácia terapêutica [190]. Um risco seria o desenvolvimento de reatividade imunológica cruzada contra a ACE2 endógena ou a enzima dipeptidil peptidase 4 recombinante purificada (DPP4) após o tratamento com iscos de receptores de fusão Fc recombinantes. Para evitar esses efeitos, o recetor decoy que funde a ACE2 com o domínio Fc da imunoglobina (ACE2-Fc) e a DPP4 pode ser melhorado incluindo apenas o fragmento de proteína que interage com o RBD do SARS-CoV-2 e do MERS-CoV. [191]

As intervenções terapêuticas destinadas a reduzir a atividade da serina protease dos neutrófilos (NSP) podem interferir com a depuração viral e a inflamação em doentes com COVID-19 [192].

As infecções helmínticas crónicas podem reduzir a gravidade da COVID-19, reduzindo os pontos de entrada do SARS-CoV-2 na ACE2 (enzima conversora de angiotensina 2)/DPP4 (é uma serina exopeptidase que cliva dipeptídeos X-prolina ou X-alanina do terminal N-terminal de polipeptídeos)/CD147 (Basigin (BSG) também conhecido como indutor de metaloproteinase de matriz extracelular (EMMPRIN) ou cluster de diferenciação 147) na fase inicial e imunomodulação na fase tardia da doença através da supressão da via de sinalização TLR4/NF-kB [193].

O antioxidante hidrogénio ativa o efeito anti-coronavírus da terapia lipídica no contexto das dislipidemias

Tendo em conta o sucesso do tratamento dos doentes com SARS-Cov2/COVID/19 [194] e a investigação científica posterior sobre a utilização de Intralipid nos doentes com SARS-Cov2/COVID/19 [55, 195-197], foi possível constatar a ausência ou o desenvolvimento de fibrose pulmonar ligeira. A utilização do Intralipid nas fases iniciais permitiu também descrever o efeito antiviral do anti-SARS-Cov2/COVID/19, o Intralipid bloqueia a entrada do vírus SARS-

Cov2/COVID/19 nas células através da manutenção do recetor a leucine-rich repeat containing 15(LRRC15), um concorrente do recetor da enzima conversora da angiotensina 2. [198,199]. Descreveu a perturbação da abertura/fecho do poro de transição da permeabilidade mitocondrial dependente de Ca2+uniporter, poro mPT [55, 103]. Coincidindo com a destruição das jangadas lipídicas que interrompem o movimento das ondas de Ca2+ nas células e os picos de iões de cálcio modificam as funções das células normais e patologicamente alteradas, como a proliferação, a manutenção da vida, a apoptose e a necrose. Quando se prescrevem hipolipemiantes, estatinas, sinvastatina, que regulam negativamente a resposta inflamatória induzida pelo SARS-CoV-2 e impedem a infeção viral através da perturbação das redes lipídicas [200, 201]. Os lipopeptídeos IPB02V3 e IPB24 apresentaram potências muito maiores contra a infeção da estirpe Omicron autêntica em relação ao vírus WT [202].

Os fosfolípidos nas membranas da camada bilipídica das células explicam, por um lado, a natureza multissistémica da lesão inflamatória da SRA-Cov2/COVID/19 em todo o organismo e, por outro lado, o modo como a terapia lipídica para a correção da dislipidemia e da peroxidação lipídica tem efeitos comprovados e antivirais dos lípidos. Os cientistas chamaram a atenção para a importância citoprotectora e cito-destrutiva dos lípidos. Com base nas ciências fundamentais da química, da biologia e da bioquímica dos lípidos das membranas, os mecanismos de proteção e de lesão celular são universais. Dependendo das perturbações dos átomos de hidrogénio, carbono e oxigénio do elemento, bem como do fósforo, enxofre, azoto e outros elementos que determinam a função celular. Perturbação do oxigénio e do azoto sob a forma de stress oxidativo e nitro-galogénico em doentes com SARS-Cov2 / COVID / 19 ao gerar espécies reactivas de oxigénio (ROS) e espécies reactivas de azoto
(RNS) [55], o fósforo, como transportador de energia ATP [91]. Examine agora o papel do hidrogénio. O médico japonês Tazawa Kenji, professor da Universidade Médica e Farmacêutica de Toyama, autor de artigos científicos sobre a terapia com hidrogénio, descreveu o efeito

do hidrogénio molecular como antioxidante. O hidrogénio a um pH permissivo penetra nas membranas biológicas e suprime as ROS nas mitocôndrias, no núcleo onde danificam o ADN, e é o único antioxidante que atravessa facilmente a barreira hemato-encefálica e tem um efeito antioxidante no sistema nervoso central, ajudando a fornecer substâncias benéficas a todas as células do nosso corpo, normalizando o metabolismo. O hidrogénio previne os distúrbios do metabolismo lipídico, a dislipidemia, reduz a quantidade de gordura visceral, diminui os níveis elevados de colesterol e aumenta a sensibilidade do organismo ao colesterol. Aumenta o tónus do organismo. Reabilita as defesas imunitárias. Protege eficazmente contra o cancro. Suspende o processo de envelhecimento. Reabilita o metabolismo. Elimina as toxinas. Assim, o hidrogénio é o melhor antioxidante que não provoca efeitos secundários e não tem contra-indicações. Para estes fins, a Hydrogen Enriched Water (HEW)/Hydrogen Water, que é simplesmente uma água enriquecida com hidrogénio molecular, na qual as moléculas de gás hidrogénio H2 estão dissolvidas [203], tem dado provas da sua eficácia. Tyler LeBaron, fundador do Molecular Hydrogen Institute, considera o efeito anti-SARS-Cov2 / COVID / 19 do H2 através da ativação e regulação do sistema Nrf2, que mantém a homeostase, regula a inflamação, reduz a inflamação sistémica crónica, e reduz seletivamente o ião hidroxilo (OH-) e o Peroxinitrito (ONOO-), reduzindo a tempestade de citocinas, regula a produção de enzimas, e não apenas as reduz ou inibe. O fator de transcrição NRF2 é uma leucina básica (na composição do recetor de leucina é uma repetição rica contendo 15 (LRRC15) responsável por bloquear a entrada do vírus SARS-Cov2/COVID/19 nas células) proteína zipper (bZIP) que pode regular a expressão de proteínas antioxidantes que protegem contra danos oxidativos. Ao preservar o metabolismo normal das reacções redox, a utilização do hidrogénio contraria a resposta inflamatória reactiva associada à tempestade de citocinas. Possui propriedades antioxidantes, anti-inflamatórias, reguladoras das hormonas e anti-apoptóticas. Estimula a saída da expetoração, melhora a saturação dos pulmões e reduz o risco de evolução grave da doença. O hidrogénio modifica as cascatas de peroxidação lipídica, a fosforilação de proteínas e a expressão genética, resultando em propriedades anti-inflamatórias, anti-alérgicas e potenciais propriedades anti-envelhecimento [204].

Hydrogen Enriched Water (HEW)/Água enriquecida em hidrogénio não confundir com o deutério D/^{2}H, "água pesada" que inibe algumas reacções de clivagem. A remoção do deutério D/^{2}H, "água pesada" é possível devido ao efeito de compressão e redução da "sinérese" das proteínas, separação do líquido do gel provocada por uma redução das proteínas devido à libertação de água da membrana e à libertação das membranas celulares e das células, pela Multiple Organ Support Therapy, MODS, no contexto Extracorporeal Life Support Organization & Extracorporeal oxygenation ECMO; Métodos extracorporais de desintoxicação (Plasmaferese) e biocrioperfusão [88, 95].Conclusões A terapia lipídica para distúrbios de dislipidemia ativa o hidrogénio antioxidante, com efeito anti-coronavírus que, em pH permissivo, restaura a sua destruição no corpo infetado com este vírus. Em combinação com a Multiple Organ Support Therapy, MODS, no contexto Extracorporeal Life Support Organization & Extracorporeal oxygenation ECMO; Métodos extracorpóreos de desintoxicação (Plasmaférese, etc.); Recrutamento Microcirculatório-Mitocondrial Síndrome de Angústia Microcirculatória-Mitocondrial. O que leva à eliminação das mitocôndrias hipo(an)ergicas realizada pela depuração lisossomal (mitofagia), evidenciando assim mitocôndrias eu-ergicas com normalização da transição dos poros de permeabilidade mitocondrial e do canal uniporter-Ca++, apoiada pelo Antioxidante Universal de Hidrogénio que restaura produtivamente os substratos biológicos oxidáveis destruídos pelas Espécies Reactivas de Oxigénio tóxicas e espécies reactivas de azoto [87]. Como observa LeBaron, o sistema Nrf2, que está envolvido na fase 2 da desintoxicação de ROS, regula mais de 200 proteínas e enzimas protectoras no corpo, o sistema Nrf2 está esgotado e já não consegue regular os processos inflamatórios. Por conseguinte, são necessários mais estudos mecanicistas e clínicos sobre este novo gás medicinal para combater as complicações da COVID-19. O que já vimos e descrevemos após a aplicação do Intralipid [55], que interage com o hidrogénio e possivelmente melhora o sistema antioxidante Nrf2 depletado. Na direção de um tratamento bem sucedido de condições críticas, temos trabalhado ativamente desde 1984, publicado para o choque anafilático [139], a exfusão da linfa no choque exotóxico [140], a recuperação de doentes do coma [174], 40 anos de ausência de mortalidade materna na mesa de operações [91], bioperfusão extracorporal e criobioperfusão para reduzir o deutério $D/^2H$, "água pesada" das membranas celulares, da célula, do nucléolo, do ADN [63,66,67] e muitos, muitos outros. Uma vez que a falha no tratamento da SARS-Cov2/COVID/19 pode resultar em Doença Pulmonar Obstrutiva Crónica [141] ou na necessidade de um transplante pulmonar [149].

Da remoção de citocinas por meio de duas membranas de resina (HA330 e Mediasorb)

Os investigadores exploraram a importância da remoção de citocinas através de duas membranas de resina (HA330 e Mediasorb) em doentes com COVID-19 tratados em UCI. Embora considerando a base fisiopatológica, a possibilidade de utilizar técnicas de adsorção de citocinas para modular a resposta imunitária em doentes com COVID-19 em estado crítico é viável. É demasiado cedo para fazer afirmações positivas sobre os resultados [205]. O CytoSorb é uma coluna de hemoadsorção concebida para eliminar mediadores inflamatórios da circulação [206].

O sistema artificial de apoio ao fígado e de depuração do sangue

O sistema de suporte do fígado artificial e a purificação do sangue podem remover rapidamente os mediadores inflamatórios, eliminar a tempestade de citocinas e prevenir o choque, a hipoxemia e a síndrome de dificuldade respiratória. A tecnologia do fígado artificial elimina os factores inflamatórios em grande escala. Com base na utilização anterior da tecnologia do fígado artificial na gripe aviária H7N9, está a ser utilizada na COVID-19 com progressos. O sistema de suporte do fígado artificial e a purificação do sangue podem remover rapidamente os mediadores inflamatórios, eliminar a tempestade de citocinas e prevenir o choque, a hipoxemia e a síndrome da angústia respiratória. A tecnologia do fígado artificial elimina os factores inflamatórios em grande escala. Com base na utilização anterior da tecnologia do fígado artificial na gripe das aves H7N9, está a ser utilizada na COVID-19 com progressos [207-209].

Exalado Baixas doses de NO (10 ppm) são úteis como terapia adjuvante para aumentar a eficácia dos antibióticos

O NO exalado está fortemente relacionado com a resposta inflamatória do tipo 2 encontrada na asma, que foi sugerida como protetora contra a infeção por SARS-CoV-2. Doses baixas de NO (10 ppm) são úteis como terapia adjuvante para aumentar a eficácia dos antibióticos. A utilização de NO inalado tem sido uma terapia eficaz durante esta pandemia, uma vez que a relação ventilação-perfusão nos doentes com COVID-19 melhorou subsequentemente e estes não necessitaram de ventilação mecânica. Tem sido benéfico utilizar uma dose baixa de NO (10 ppm) como terapia adjuvante para aumentar a eficácia dos antibióticos utilizados para tratar exacerbações agudas de P. aeruginosa em doentes com fibrose quística.

Ao mesmo tempo, os autores procuram saber se o NO endógeno (em ppb) é rapidamente metabolizado por ROS num ambiente extremo gerado pelo vírus, qual o grau de perigo, se é que existe algum, com a inalação de NO (em ppm) [210].

**O transporte de monocarboxilato bombeia simultaneamente o
lactato e o ião H+ da zona extracelular para o citosol para baixar
o nível elevado de lactato**

O transporte de monocarboxilato (MCT) bombeia o lactato e o ião H+
simultaneamente da área extracelular para o citosol para baixar o nível
elevado de lactato. Três estruturas importantes mantêm o pH celular.
Estes reguladores iónicos são o simportador de iões lactato/H+
(também designado por transportadores de monocarboxilato), o
permutador Na+/H+ (NHE) e os permutadores Cl-/HCO3-. O NHE
torna-se ativo como um reflexo devido ao aumento do ião H+ na célula.
Após a ativação do NHE, o Na+ e o Ca+2 são introduzidos na célula,
enquanto o ião H+ é bombeado para fora da célula. À medida que esta
reação prossegue, a célula continua a inchar e a perder as suas funções,
acabando por morrer [71, 211,212].

**No caso de formas complicadas de COVID 19 SARS-CoV-2 sob a
forma de insuficiência respiratória irreversível, é efectuado um
transplante pulmonar**

As indicações para corticosteróides são consideradas [213], é uma
infeção grave por SARS-CoV-2 que conduz à síndrome de dificuldade
respiratória aguda, com indicações para oxigenoterapia, ventilação
mecânica e ECMO. No caso de formas complicadas de COVID-19
SARS-CoV-2, sob a forma de insuficiência respiratória irreversível e
ineficácia da ventilação artificial, é efectuado um transplante pulmonar
[141,149].

Infecções associadas à COVID-19

O vírus Epstein-Barr, a COVID-19 e a esclerose múltipla com deficiência de produção de IFNI e hiperactivação do eixo Th1/Th17, a inflamação NLRP3 (NLR family pyrin domain) estão associados a perturbações imunológicas. O SARS-CoV-2 apresenta mimetismo molecular (semelhança entre dois ou mais organismos) com epítopos (determinante antigénico) do SNC e causa perturbações da microbiota (microrganismos comensais, mutualistas ou patogénicos) e da BHE, o que é fundamental para o desenvolvimento da esclerose múltipla. A COVID-19 atinge e inflama as células do sistema nervoso central, sendo o alvo da resposta inflamatória autoimune que caracteriza a esclerose múltipla. Os investigadores estão a procurar a vitamina D como um imunomodulador adicional para o seu tratamento [214]. A encefalite por vírus Epstein-Barr mimetiza a encefalite por herpes simplex, tendo em conta as semelhanças nas características clínicas, do eletroencefalograma (EEG) e da ressonância magnética (RM) [165].

O SARS-CoV-2 induz a reativação do vírus do herpes em doentes com COVID-19. Com a perda da imunovigilância, com o SARS-CoV-2, os agentes patogénicos latentes no corpo podem ser reactivados, como é o exemplo dos vírus do herpes [215].

O relatório de Maria Vasilieva salienta que os doentes durante o período de convalescença da COVID-19 devem ser monitorizados. As pessoas idosas correm um risco elevado de reativação do Herpes Zoster (HZ). O tratamento precoce pode ser crucial e deve ser instituído em casos suspeitos. Atualmente, a telemedicina é uma ferramenta poderosa. É assim que podemos prevenir as complicações neurológicas do HZ durante a convalescença da infeção por COVID-19. Maria Vasilieva publica um relatório no European Journal of Neurology e na Organização Mundial de Saúde. Um homem de 66 anos de idade, durante a convalescença da COVID-19, apresenta herpes zoster (HZ) na face direita, abrangendo as divisões I e II do trigémeo, e após dois meses desenvolve nevralgia pós-herpética. Outro, uma mulher de 60 anos em convalescença de COVID-19, com HZ numa distribuição dermatomal Th7-Th8 do lado esquerdo e meningoencefalite viral. É importante limitar o contacto dos doentes com HZ para evitar a transmissão do HHV-3 aos doentes durante a recuperação da infeção por COVID-19, especialmente nos idosos. O tratamento antiviral deve ser mais longo do que o habitual, OMS [216].

Descreve-se a tuberculose miliar com disseminação no sistema nervoso central [217], as crises epilépticas - manifestação primária na patologia autoimune cerebral com diagnóstico diferencial entre esclerose múltipla (EM) e lúpus eritematoso sistémico (LES) [218], bem como a deterioração clínica e radiológica num caso de doença de Creutzfeldt-Jakob após infeção por SARS-CoV-2 [219] e os problemas de estados depressivos [220]. O estudo sobre o reforço da inibição cortical com Theta Burst TMS num caso de estado epilético super-refratário (Sociedade Americana de Neurofisiologia Clínica) [221] e outras comunicações interessantes, Sociedade Italiana de Neurologia (Roma), Curso Educacional Internacional de Eilat Israel (Jerusalém), Materiais XIY na Conferência Internacional de Estudantes, Vinnitsa Ucrânia são apresentados [222-224].

Assinaturas Fractais na Dinâmica de uma Epidemiologia. Uma Análise da Transmissão da COVID-19. Perspetiva Integrada de Análise de Séries Temporais Fractais para Casos Infectados de COVID-19 (Geometricamente - Modelo de Investigação Matemática COVID-19)

A recente pandemia de Covid-19 lançou o mundo no caos total com a sua rápida e devastadora propagação. Os cientistas ainda estão a tentar compreender melhor os padrões da COVID-19 e a tentar obter uma compreensão mais profunda das estirpes mutantes e da sua patogenicidade através da realização de sequências genómicas de mais amostras. O livro apresenta modelos fractais e multi-fractais da COVID-19 e analisa o impacto da pandemia, incluindo a epidemiologia, a organização do genoma, o ciclo de transmissão e as estratégias de controlo baseadas em modelos matemáticos para o desenvolvimento de uma intervenção imunitária. Além disso, abrange aspectos não clínicos, como o desenvolvimento económico, com ilustrações gráficas, indo ao encontro das necessidades dos observadores externos ao sector que desejam informações adicionais sobre a epidemia. As assinaturas fractais descrevem as texturas fractais nos padrões do vírus Corona. Os estudos sobre a epidemiologia da Covid-19 em relação aos fractais e às funções fractais servem para mostrar a sua natureza caótica irregular. Além disso, o livro, com a sua vasta cobertura da análise do expoente de Hurst e da estimativa da dimensão fractal, ajuda muito a medir a epidemiologia [225,226].

O papel da Inteligência Artificial no controlo da gestão da infeção pelo coronavírus será especialmente importante

É necessário unirmo-nos contra o desafio do coronavírus e encará-lo como uma oportunidade única para o planeamento da gestão, a colaboração interdisciplinar, o pensamento inovador e a implementação da telemedicina, que podem contribuir para melhorar a qualidade dos serviços de saúde durante e após a pandemia de COVID-19. [227,228].

O ataque do vírus à humanidade encontrou uma resistência heróica por parte do pessoal médico de todo o mundo, que salvou a vida a inúmeras pessoas infectadas com SARS-CoV-2 e com a gripe H3N2

O vírus SARS-CoV-2, que causou a doença do coronavírus em 2019 (COVID-19), matou cerca de 7 milhões de pessoas em todo o mundo. 2020 foi um ano devastador para a saúde. A doença COVID-19 parece ter sido associada a uma mortalidade significativa entre médicos e profissionais de saúde em todo o mundo. O sacrifício que estão a fazer pela segurança e bem-estar dos seres humanos é inestimável. Os guerreiros da linha da frente, como os médicos, os funcionários do Ministério da Saúde, os tahsildars, os funcionários executivos, etc., têm trabalhado incansavelmente para salvar vidas, mantendo assim a taxa de mortalidade no nível mais baixo possível. A morte e o luto entorpeceram-nos. Os campeões do sono incluem médicos, enfermeiros, empregados de limpeza, patologistas, paramédicos, condutores de ambulâncias e administradores de cuidados de saúde [229,230].

O ataque do vírus à humanidade encontrou uma resistência heróica por parte do pessoal médico de todo o mundo, que salvou a vida a inúmeras pessoas infectadas com SARS-CoV-2 e com a gripe H3N2 [231,232].

Referências

1. Vasiliev I., Vasilieva Maria, Vasilieva Irina. (2023). Molecular pathological biology of Coronavirus infection SARS-CoV-2. Lambert Academic Publishing. UK. https://www.researchgate.net/publication/376886306_Ilie_Vasiliev_Maria_Vasilieva_Irina_Vasilieva_Molecular_pathological_biology_of_Coronavirus_infection_SARS-CoV-2].

2. Constantin T., Pék T., Horváth Z. et al. (2023). Síndrome inflamatória multissistémica em crianças (MIS-C): Implicações para o longo COVID. Inflammopharmacol., https://doi.org/10.1007/s10787-023-01272-3 https://link.springer.com/article/10.1007/s10787-023-01272-3

3. Revenco Ninel, Foca S., Jivalcovschi A., Ziaev L., Vasilieva Irina, Vasilieva Maria, Vasiliev Ilie, et al. (2020). Desafios da Síndrome Inflamatória Multissistêmica Pediátrica Associada à Covid-19 - Uma Série de Casos Clínicos. Investigação Biomédica e Revisões Clínicas. 1(4); DOI: 10.31579/2692-9406/027

4. Zahornacky O., Porubčin Š., Rovnakova A., Jarcuska P. (2023) Síndrome Inflamatória Multissistémica em Adultos Associada a Infeção Recente com COVID-19. Diagnostics (Basileia). , 4;13(5):983. doi: 10.3390/diagnostics13050983. PMID: 36900127; PMCID: PMC10000501

5. Duloquin G., Pommier T., Georges M., Giroud M., et al. (2024). A infeção por COVID-19 é uma doença multiorgânica? Foco no envolvimento extrapulmonar do SARS-CoV-2. Jornal de Medicina Clínica. 13(5):1397. https://doi.org/10.3390/jcm13051397

6. Vasilieva Maria,∗ Vasiliev Ilie, Vasilieva Irina, e Groppa Stanislav. TU-237. (2022). Recorrência da infeção por COVID-19 com meningite sem envolvimento pulmonar. Clin Neurophysiol. 141: S53. doi: 10.1016/j.clinph.2022.07.141.

6. Epub 2022 Sep 1. PMCID: PMC9436445.

https://www.ncbi.nlm.nih.gov/pmc/articles/PMC9436445/ PubMed Central. EUA
https://europepmc.org/article/pmc/pmc9436445 Europe PMC
https://hollis.harvard.edu/permalink/f/1mdq5o5/TN_cdi_pubmedcentral_primary_oai_pubmedcentral_nih_gov_9436445

https://hollis.harvard.edu/permalink/f/1mdq5o5/TN_cdi_unpaywall_primary_10_
1016_j_clinph_2022_07_141 Biblioteca de Harvard. EUA
https://trails-
um.primo.exlibrisgroup.com/discovery/search?query=any,contains,1388-
2457%20Maria%20Vasilieva%20Ilie%20Vasiliev%20Irina%20Vasilieva%20Sta
nislav%20Groppa&tab=ML_Payne_Everything&search_scope=OneSearch_Ever
ything&vid=01TRAILS_UM:01TRAILS_UM&offset=0 EUA A Universidade de
Montana
https://www.sciencedirect.com/science/article/pii/S138824572200467
9?via%3Dihub Resumos do 32.º Congresso Internacional de
Neurofisiologia Clínica (ICCN) da IFCN, 4-8 de setembro de 2022,
Genebra, Suíça
https://gimikatalogus.elte.hu/EITRecord/158781169 Hungria.
Universidade Eötvös Loránd (ELTE)
https://search.bvsalud.org/global-literature-on-novel-coronavirus-2019-
ncov/resource/es/covidwho-2177651 Organização Mundial de Saúde OMS
https://www.academia.edu/108204054/TU_237_Recurrence_of_COVID_19_infe
ction_with_meningitis_without_pulmonary_involvement Academia.edu
7. Jean-Laurent Casanova et al. (2024). Interferão-γ e doenças
infecciosas: Lessons and prospects. Science384, eadl2016,
DOI:10.1126/science.adl2016
8. Doença do coronavírus (COVID-19). (2023). Organização Mundial
de Saúde (OMS).
https://www.who.int/health-topics/coronavirus/coronavirus#tab=tab_1
9.Shchelkanov M. Yu., Popova A. Yu., Dedkov V. G., Akimkin V. G., et al. (2020).
História do estudo e classificação moderna dos coronavírus (Nidovirales:
Coronaviridae) //Infeção e Imunidade; 10; 2; 221-246. doi: 10.15789/2220-7619-
H0I-1412 Arquivado de o original em 25 de junho de 2020.
https://iimmun.ru/iimm/article/view/1412
10. A Chronicle on the SARS Epidemic. (2003). Chinese Law &
Government. 36 (4): 12–15. https://doi.org/10.2753/CLG0009-
4609360412. ISSN 0009-4609. S2CID 219305114. Arquivado do
original em 2 de outubro de 2020. Recuperado em 12 de junho de 2020.
11. Taxonomia dos vírus (inglês) no sítio Web do Comité Internacional
de Taxonomia dos Vírus (ICTV). (Data de acesso: 19 de julho de 2019).
https://ictv.global/taxonomy

12. Sachdev Kirti, Agrawal Sumita, Pranav Ish, Gupta Nitesh, Raheja Kapil. (2020). Manifestações neurológicas da COVID-19: Breve visão geral. Jornal Indiano de Investigação Médica, 152(1-2):41-47. doi: 10.4103/ijmr.IJMR_1395_20

13. Tsivgoulis G., Palaiodimou L., Katsanos AH., Caso V., Köhrmann M, Molina C., et al. (2020). Manifestações neurológicas e implicações da pandemia .COVID-19 Ther Adv Neurol Disord., 9:13:1756286420932036. https://pubmed.ncbi.nlm.nih.gov/32565914/].

14. Vasilieva Maria. Bejenari Irina. Groppa Stanislav. (2021) Diagnóstico diferencial de cacosmia e disgeusia na pandemia de COVID-19. Relato de caso clínico. Jornal de Ciências Neurológicas. outubro. 2021; 429.119610:119781:71 doi: https://doi.org/10.1016/j.jns.2021.119781
https://www.ncbi.nlm.nih.gov/pmc/articles/PMC8498521/
https://pesquisa.bvsalud.org/global-literature-on-novel-coronavirus-2019-ncov/resource/pt/covidwho-1461486?lang=es
https://europepmc.org/article/pmc/pmc8498521
https://www.jns-journal.com/article/S0022-510X(21)02478-3/pdf
https://hollis.harvard.edu/permalink/f/1mdq5o5/TN_cdi_pubmedcentral_primary_oai_pubmedcentral_nih_gov_8498521
https://www.jns-journal.com/article/S0022-510X(21)02477-1/fulltext#relatedArticles
https://www.jns-journal.com/article/S0022-510X(21)02477-1/fulltext

15.Vasilieva Maria, Gasnaş Alexandru, Bejenati Irina, Vasilieva Irina, Manea Diana, Groppa Stanislav. (2021). Mecanismos de sobreposição de amnésia global transitória e infeção por COVID-19: revisão. In: 7º Congresso da Sociedade de Neurologistas Edição da República da Moldávia, Ed. 7, 16-18 de setembro de 2021, Chisinau. Chisinau: Revista Médica Curier, 64,R:50. ISSN 2537-6381 (Online) http://repository.usmf.md/handle/20.500.12710/18126

16. Elif Sarıoğlu, Sezen Yılmaz Sarıaltın, Tülay Çoban. (2023). Complicações neurológicas e efeitos do COVID-19: Sintomas e mecanismos concebíveis. 4:3: 154-173. https://doi.org/10.1016/j.hest.2023.02.001

17. Najar FZ, Linde E, Murphy CL, Borin VA, Wang H., Haider S., Agarwal PK. Future COVID19 surges prediction based on SARS-CoV-2 mutations surveillance. Elife. 2023 Jan 19;12:e82980. doi: 10.7554/eLife.82980. PMID: 36655992; PMCID: PMC9894583.

18. Manaka K., Kato S., Sakamoto R., Yamakage H., et al. (2024). Impacto da doença do coronavírus 2019 na prática médica em doenças endócrinas e

metabólicas no Japão: um estudo de vigilância nacional conduzido pela Japan Endocrine Society. Endocr J., doi: 10.1507/endocrj. EJ23-0671. Epub ahead of print. PMID: 38462511

19. Mohammad Mahboubi Mehrabani, Mohammad Sobhan Karvandi, Pedram Maafi, Mohammad Doroudian. (2022). Complicações neurológicas associadas à Covid-19; mecanismos moleculares e abordagens terapêuticas. Revisões em Virologia Médica, doi: https://doi.org/10.1002/rmv.2334

20. Galea, M., Agius, M., & Vassallo, N. (2022). Manifestações neurológicas e mecanismos patogénicos da COVID-19. Investigação Neurológica, 44(7): 571–582. https://doi.org/10.1080/01616412.2021.2024732

21. Dolatshahi, M., Sabahi, M., e Aarabi, M. H. (2021). Pistas fisiopatológicas de como o SARS-CoV-2 emergente pode potencialmente aumentar a suscetibilidade à neurodegeneração. Mol. Neurobiol., 58: 2379-94. doi:10.1007/s12035-020-02236-2

22. Reza-Zaldívar EE, Hernández-Sapiéns MA, Minjarez B, Gómez-Pinedo U, et al. (2021) Infection Mechanism of SARS-COV-2 and Its Implication on the Nervous System. Front. Immunol. 11:621735. doi: 10.3389/fimmu.2020.621735

23. Xu J, Wu Z, Zhang M, Liu S, Zhou L, Yang C e Liu C (2021) The Role of the Gastrointestinal System in Neuroinvasion by SARS-CoV-2. Front. Neurosci. 15:694446. doi: 10.3389/fnins.2021.694446

24. Matveeva M.V., Samoilova Yu.G., Kudlay D.A.,Podchinenova D.V., et al. (2023). Neuropilin as a new marker for chronic noninfectious diseases. Pediatria n.d. G.N. Speransky, 102(4):124-133. DOI: 10.24110/0031-403X-2023-102-4-124-133

25. Cantuti-Castelvetri L, Ojha R, Pedro LD, Djannatian M, Franz J, Kuivanen S, et al. (2020). Neuropilin-1 facilita a entrada e a infectividade das células SARS-CoV-2. Science. 2020 Nov 13;370(6518):856-860. doi: 10.1126/science.abd2985. Epub 2020 Oct 20. PMID: 33082293; PMCID: PMC7857391 https://www.molbiolcell.org/doi/full/10.1091/mbc.e09-12-1061

26. Wang Lishen, Wang Zhihan, Huang Rui , Li Weishuai, Zheng Dongming*. (2024). O SARS-CoV-2 pode desempenhar um papel direto na patogénese da síndrome de encefalopatia reversível posterior (PRES) associada à COVID-19: Um relato de caso em conformidade com o CARE e revisão da literatura. Medicina, 103(5):p e37192. | doi: 10.1097/MD.*0000000000037192*

27. Ayyubova G, Gychka SG, Nikolaienko SI, Alghenaim FA, et al. (2024). O papel da furina na patogénese das doenças neurológicas associadas à COVID-19. Life. 2024; 14(2):279. https://doi.org/10.3390/life14020279] [James L. Daly et al. (2020). A neuropilina-1 é um fator de acolhimento para a infeção por SARS-CoV-2. Science 370,861-865. doi:10.1126/science.abd307 https://www.science.org/doi/10.1126/science.abd3072

28. Kujawska Małgorzata *, Mostafavi Ebrahim *, Kaushik, Ajit*. (2023). Entrada de SARS-CoV-2 no cérebro; fenótipo neurológico de COVID-19 e tratamento usando nanobiotecnologias. Investigação sobre Regeneração Neuronal. 18:3:519-520. doi:10.4103/1673-5374.346486

29. Wang, Y., Tsai, CH., Wang, YC. et al. A proteína do nucleocapsídeo do SARS-CoV-2, em vez da proteína spike, desencadeia uma tempestade de citocinas com origem nas células epiteliais do pulmão em doentes com COVID-19. Infection (2023). https://doi.org/10.1007/s15010-023-02142-4

30. Jounieaux, V., Basille, D., Abou-Arab, O. et al. Pure SARS-CoV-2 related AVDS (Acute Vascular Distress Syndrome). BMC Infect Dis 21, 122 (2021). https://doi.org/10.1186/s12879-021-05805-5

31. Jatwani S, Goyal A. (2023). Vasculite. Em: StatPearls [Internet]. Treasure Island (FL): StatPearls Publishing; PMID: 31424770. ID da estante: NBK545186 https://pubmed.ncbi.nlm.nih.gov/31424770/

32. Mirta D'Ambra, Vasiliev I., Karindas Mark. (2019). Doença dos pequenos vasos cerebrais. Jornal Biomédico de Pesquisa Científica e Técnica, 19:14555-6 DOI: 10.26717/BJSTR.2019.19.003355

33. Guarnieri JW, Dybas JM, Fazelinia H, Kim MS, Frere J, et al. (2023). Os principais genes mitocondriais são regulados negativamente durante a infeção por SARS-CoV-2 de roedores e hospedeiros humanos. Sci Transl Med., 9;15(708):eabq1533. doi: 10.1126/scitranslmed.abq1533. Epub 2023 Aug 9. PMID: 37556555

34. McDonald JT, Enguita FJ, Taylor D, Griffin RJ, Priebe W, et al. (2021). Papel do miR-2392 na condução da infeção por SARS-CoV-2. Cell Rep. 37(3):109839. doi: 10.1016/j.celrep.2021.109839. Epub 2021 Sep 30. PMID: 34624208; PMCID: PMC8481092

35. Vasiliev I. (2020). Mitocondrial de situações obstétricas críticas na terapia complexa de suporte a múltiplos órgãos reduz o pCO2 (gap AV) e o desenvolvimento da síndrome de disfunção aguda de múltiplos órgãos. Jornal de Métodos Computacionais em Design Molecular, 10:2. https://www.researchgate.net/profile/Ilie-Vasiliev/publication/348280972_Mitochondrial_of_critical_obstetric_situations_i n_the_complex_multi-organ_support_therapy_reduces_pCO2_AV_gap_and_the_development_of_the_s yndrome_of_acute_multi-organ_dysfunction/links/5ff63d3f45851553a0262aa8/Mitochondrial-of-critical-obstetric-situations-in-the-complex-multi-organ-support-therapy-reduces-pCO2-AV-gap-and-the-development-of-the-syndrome-of-acute-multi-organ-dysfunction.pdf?_sg%5B0%5D=started_experiment_milestone&origin=journalDe tail&_rtd=e30%3D

36. Vasiliev I., Vasilieva Maria, Vasilieva Irina et al. (2018). Suspendarea sindromului detresei microcirculator-mitocondriale prin recrutarea microcirculator-mitocondrială a situaţiilor critice obstetricale. Suspensão da síndrome do desconforto microcirculatório-mitocondrial pelo recrutamento microcirculatório-mitocondrial de situações obstétricas críticas. Congres Naţional al Societăţii de Obstetrică şi Ginecologie din România. Congresso Nacional da Sociedade de Obstetrícia e Ginecologia da Roménia, 167-168. https://ibn.idsi.md/vizualizare_articol/152565

37. Vasiliev I., Vasilieva Irina, Vasilieva Maria. (2019). Prevenção do desenvolvimento da síndrome da disfunção de múltiplos órgãos: é alcançada por métodos complexos de recrutamento da síndrome do desconforto microcirculatório-mitocondrial, em que o pCO2> (gap AV) aumenta. https://www.researchgate.net/publication/348370862_Prevention_of_the_Develop ment_of_Multi_Organ_Dysfunction_Syndrome- is_Achieved_by_Complex_Methods_of_Recruiting_Microcirculatory- mitochondrial_Distress_Syndrome_in_which_the_pCO2_AV_gap_Increases_Aus tr

38. Sheridan, Cormac. Coronavírus e a corrida para distribuir diagnósticos fiáveis (inglês) // Nature Biotechnology : journal. - Nature Publishing Group, 2020. - 19 de fevereiro. — doi:10.1038/d41587-020-00002-2

39. MalaCards: A Base de Dados de Doenças Humanas https://www.malacards.org/

40. N. Rappaport M., Twik I., Plaschkes R., Nudel T., et al. (2017). MalaCards: um compêndio de doenças humanas amalgamado com anotação clínica e genética diversa e pesquisa estruturada Nucleic Acids Res., 45 : D877-D887, 10.1093/nar/gkw1012

41. André Quincozes-Santos, Rafael Lopes Rosa, Emanuela Fernanda Tureta, Larissa Daniele Bobermin , et al. (2021). COVID-19 impacta a expressão de marcadores moleculares associados a transtornos neuropsiquiátricos. Cérebro, Comportamento e Imunidade - Saúde, 11. https://doi.org/10.1016/j.bbih.2020.100196

42. Cheng CW., Deivasikamani V., Ludlow MJ., De Vecchis D., Kalli AC., et al. (2020). Mutações etnicamente diversas em PIEZO1 associadas à positividade de SARS-CoV-2. medRxiv. doi: 10.1101/2020.06.01.20119651

43. Vasilieva Irina. (2024). Papel da cadeia leve de Neurofilamento em doenças neurológicas. Conselheiro científico: Visnevschi Anatolie, MD, PhD, Professor, Departamento de Medicina Laboratorial, Universidade Estatal de Medicina e Farmácia Nicolae Testemitanu, Chisinau, República da Moldávia. O 10º Congresso Médico Internacional para Estudantes e Jovens Médicos. Livro de resumos. Chişinău. República da Moldávia.,198. https://medespera.md/en/books?page=10

44. Loeffler T, Schilcher I, Flunkert S, Hutter-Paier B Neurofilament-Light Chain as Biomarker of Neurodegenerative and Rare Diseases With High Translational Value [Cadeia de Luz do Neurofilamento como Biomarcador de Doenças Raras e Neurodegenerativas com Elevado Valor Translacional]. Front Neurosci. 2020 Jun 11;14:579. doi: 10.3389/fnins.2020.00579. PMID: 32595447; PMCID: PMC7300175

45. Vasilieva Irina, Vasiliev I. (2023). Rolul diagnostic al galectin-3 în afecțiuni cardiace. Papel diagnóstico da galectina-3 na doença cardíaca. Conferência "Investigação em biomedicina e saúde: qualidade, excelência e desempenho. Chişinău, Moldávia, 18-20 de outubro, 90-90. Revista Moldova de Ciências da Saúde, 3:10: Anexo 1
https://ibn.idsi.md/vizualizare_articol/193369
https://repository.usmf.md/handle/20.500.12710/25508

46. Schroeder JT, Bieneman AP. The S1 Subunit of the SARS-CoV-2 Spike Protein Activates Human Monocytes to Produce Cytokines Linked to COVID-19: Relevance to Galectin-3. Front Immunol. 2022 Mar 22;13:831763. doi: 10.3389/fimmu.2022.831763 . PMID: 35392091; PMCID: PMC8982143

47. Domingues A, Fantin A. (2021). Regulação da Neuropilina 1 da Sinalização de Permeabilidade Vascular. Biomolecules., 11 (5): 666. DOI: 10.3390/biom11050666. PMID: 33947161.PMCID: PMC8146136

48. Mone P, Gambardella J, Wang X, et al. miR-24 Targets the Transmembrane Glycoprotein Neuropilin-1 in Human Brain Microvascular Endothelial Cells. RNA não-codificante. 2021 Feb2; 7 (1): 9. DOI: 10.3390/ncrna7010009. PMID: 33540664. PMCID: PMC7931075

49. Urbiola-Salvador V, Lima de Souza S, Macur K, Czaplewska P, Chen Z. Plasma Proteomics Elucidated a Protein Signature in COVID-19 Patients with Comorbidities and Early-Diagnosis Biomarkers. Biomedicines. 2024; 12(4):840. https://doi.org/10.3390/biomedicines12040840

50. Cavezzi A, Troiani E, Corrao S. COVID-19: Hemoglobina, ferro e hipóxia além da inflamação. Uma Revisão Narrativa. Clinics and Practice. 2020; 10(2):1271. https://doi.org/10.4081/cp.2020.1271

51. Camps J, Iftimie S, García-Heredia A, Castro A, Joven J. Paraoxonases and infectious diseases. Clin Biochem. 2017 Sep; 50 (13-14): 804-811. doi: 10.1016 / j.clinbiochem.2017.04.016. Epub 2017 Apr 19. PMID: 28433610

52. Schaller J, Gerber SS. O sistema plasmina-antiplasmina: aspectos estruturais e funcionais. Cell Mol Life Sci. 2011 Mar;68(5):785-801. doi:10.1007/s00018-010-0566-5. Epub 2010 Dec 7. PMID: 21136135

53. Shen YT, Guan M. [Aplicação da deteção quantitativa do antigénio SARS-CoV-2 no plasma no diagnóstico e tratamento da COVID-19]. Zhonghua Yu Fang

Yi Xue Za Zhi. 2023 Dec 6;57(12):2232-2238. Chinês. doi: 10.3760/cma.j.cn112150-20230711-00003 . PMID: 38186181

54. Li Y, Cui X, Zhu N, Lin Y e Li X. (2024). Níveis elevados de ácido hialurónico na infeção grave por SARS-CoV-2 na era pós-COVID-19. Front. Cell. Infect. Microbiol. 14:1338508. doi: 10.3389/fcimb.2024.1338508

55. Vasilieva Maria, Vasilieva Irina, Vasiliev I., Groppa, S., Ghidirim, G. et al. (2020). Intralipid no tratamento alvo do distúrbio de peroxidação lipídica causado por estresse oxidativo e nitro-galogênico em pacientes com SARS-Cov2 / COVID / 19. Journal of Advances in Medical and Pharmaceutical Sciences, 22(11), 20-30. https://doi.org/10.9734/jamps/2020/v22i1130202
https://journaljamps.com/index.php/JAMPS/article/view/470
http://dspace.onua.edu.ua/handle/11300/24496?locale-attribute=en

56. Bonetti PO, Lerman LO, Lerman A. Endothelial dysfunction: a marker of atherosclerotic risk. Arterioscler Thromb Vasc Biol. 2003 Feb 1;23(2):168-75. doi: 10.1161/01.atv.0000051384.43104.fc PMID: 12588755

57. Zsuzsanna Varga, Andreas J Flammer, Peter Steiger, Martina Haberecker et al. (2020). Infeção de células endoteliais e endotelite em COVID-19. The Lancet, 395:10234:1417-1418. doi: https://doi.org/10.1016/S0140-6736(20)30937-5

58. Lambert DW, Yarski M, Warner FJ, et al. (2005). O fator de necrose tumoral-alfa convertase (ADAM17) medeia a libertação regulada do ectodomínio do recetor do síndrome respiratório agudo grave-coronavírus (SARS-CoV), a enzima conversora de angiotensina-2 (ACE2). J Biol Chem. ;280(34):30113-9. doi: 10.1074/jbc.M505111200. Epub 2005 Jun 27. PMID: 15983030; PMCID: PMC8062222 https://pubmed.ncbi.nlm.nih.gov/15983030/

59. Kabbani Nadine, Olds James L. (2020). O COVID19 infecta o cérebro? Se sim, os fumadores podem estar em maior risco (англ.) // Molecular Pharmacology Journal., 97:5:351-353. doi:10.1124/molpharm.120.000014. PMID 32238438 Baig A. M. (2020).

60. Manifestações neurológicas na COVID-19 causadas pelo SARS-CoV-2. CNS Neuroscience & Therapeutics, 26:5:499-501. doi:10.1111/cns.13372. PMID 32266761

61. Solis AG., Bielecki P., Steach HR., Sharma L., et al. (2019). A mecanossensação da força cíclica por PIEZO1 é essencial para a imunidade inata. Nature, 573:69-74. doi: 10.1038/s41586-019-1485-8

62. Zhu W., Guo S., Homilius M., Nsubuga C., Wright SH., Quan D., et al. (2022) PIEZO1 medeia uma via mecanotrombótica na diabetes. Sci Transl Med. 14:k1707. doi: 10.1126/scitranslmed.abk1707

63. Vasiliev I., Vasilieva M., Vasilieva I., Catereniuc I. et al. (2015) A Perfusão Extracorpórea Bio-Xeno (mielo-timo-baço) em Terapia de Suporte Multi-órgão (MOST) como Modulador de Energia, para Imunocorrecção de Síndromes de

Resposta Anti-Inflamatória Compensatória, e Inflamação Persistente, Imunossupressão, Catabolismo, e Disfunção Multi-órgão. J Anesth Pati Care 1(1): 104. doi:10.15744/2456-5490.1.104 https://www.annexpublishers.com/articles/JAPC/1104-The-Extracorporeal-Bio-Xeno-Perfusion-myelo-timo-spleen-in-Multi-organ-Supportive-Therapy.pdf
64.Vasiliev I., Vasilieva M., Vasilieva I., Catereniuc I. et al. (2016). Síndrome de Agressividade Hiperantiinflamatória Imune CHAOS DIissonância e Perfusia Extracorpórea de Mielotimosoleen. Tolyatti Medical Council; 3-4: 64-67. eLIBRARY ID: 27208738 EDN: WXKQDF https://elibrary.ru/wxkqdf https://elibrary.ru/item.asp?id=27208738
65. Vasiliev I. Suporte respiratório com recrutamento alveolar para tratamento complexo de lesão pulmonar aguda e síndrome de dificuldade respiratória aguda. (2009). Krasnoyarsk: Congresso Internacional de Suporte Respiratório. Livro de resumos do III Congresso Internacional de Suporte Respiratório de Krasnoyarsk, 2-7.
66. Vasiliev I., Bogdan V., Nistor V., Solodchin S. (1993). A perfusão extracorporal bio-xeno como um componente terapêutico complexo do tratamento da septicemia no fundo da lesão associada. Courr Med., 2:56-59.
67. Vasiliev I., Malachi M., Niculita I. (1996). A perfusão extracorporal bio-xeno (timo-baço) para o tratamento complexo do lúpus eritematoso sistémico. Courr Med., 2:41-43.
68. Vasilieva Maria. Vasiliev I. Vasilieva Irina. (2014). Bioperfusão em terapia de suporte de múltiplos órgãos (MOST) para síndrome de lesão pulmonar aguda e síndrome de angústia respiratória aguda. Congresso Internacional de Hemostasiologia, Anestesiologia e Cuidados Intensivos "Pérola do Mar Negro". Odessa. Ucrânia.
69. Furchgott RF, Zawadzki JV. (1980). O papel obrigatório das células endoteliais no relaxamento do músculo liso arterial pela acetilcolina. Nature.,27;288(5789):373-6. doi: 10.1038/288373a0. PMID: 6253831. https://pubmed.ncbi.nlm.nih.gov/6253831/
70. Lüscher TF, Barton M. (1997) Biology of the endothelium. Clin Cardiol., 20(11 Suppl 2): II-3-10. PMID: 9422846. https://pubmed.ncbi.nlm.nih.gov/9422846/
71. Vasilieva I., Vasilieva M., & Vasiliev I. (2023). A terapia lipídica para distúrbios dislipidêmicos ativa o hidrogênio nano antioxidante do século 21 como um potencial agente anti-COVID-19: Revisão. Revista Especial da Academia Médica e Outras Ciências da Vida, 1(7). https://doi.org/10.58676/sjmas.v1i7.41
72. Bolevich S.S., Bolevich S. S. (2020). Mecanismo complexo de desenvolvimento COVID-19. The Sechenov Medical Journal, 11:2. https://doi.org/10.47093/2218-7332.2020.11.2.50-61

73. Azoitei, N., Heller, S. & Kleger, A. Pandemic punch: SARS-CoV-2 hits pancreas. Sig Transduct Target Ther 9, 100 (2024). https://doi.org/10.1038/s41392-024-01807-2

74. Revenco N., Rodica E., Silvia F., Balanuta A Mihaela, Vasilieva Irina, Vasilieva Maria, Vasiliev I. et al. (2021) SARS-COV-2/COVID19 Induce Kawasaki-Like Disease in Children Experience of Republic of Moldova: Um relatório de cinco casos. Investigação Biomédica e Revisões Clínicas. 3(3):1-6. doi: 10.31579/2692-9406/055

https://www.auctoresonline.org/uploads/articles/1625205684Galley_Proof-SARS.pdf

75. Qin L., He T., Chen S., Yang D., Yi W., Cao H., et al. (2021). Papéis das proteínas Piezo1/2 do canal mecanossensível no esqueleto e em outros tecidos. Bone Res., 9:44. doi:1038/s41413-021-00168-8

76. Implicações nas Complicações Trombo-Inflamatórias da COVID-19. International Journal of Molecular Sciences, 24(18):14133. https://doi.org/10.3390/ijms241814133

77. Lippi G, Plebani M, Henry BM. (2020). A trombocitopenia está associada a infecções graves por doença coronavírus 2019 (COVID-19): Uma meta-análise. Clin Chim Ata., 506: 145-148. doi: 10.1016 / j.cca.2020.03.022. Epub 2020 Mar 13. PMID: 32178975; PMCID: PMC7102663 https://pubmed.ncbi.nlm.nih.gov/32178975/

78. Tsumita T., Takeda R., Maishi N., Hida Y., et al. (2024). Captação viral e fisiopatologia das células endoteliais do pulmão em modelos de infeção grave por SARS-CoV-2 associados à idade. Aging Cell, 23, e14050. h t t p s : //d o i .org/10.1111/acel.14050

79. Baroni M, Beltrami S, Schiuma G, Ferraresi P, Rizzo S, Passaro A, Molina JMS, Rizzo R, Di Luca D, Bortolotti D. Presença endotelial in situ de SARS-CoV-2 e alteração dos níveis plasmáticos de PROS1 nas coagulopatias associadas ao SARS-CoV-2. Life. 2024; 14(2):237. https://doi.org/10.3390/life14020237

80. Tang N, Li D, Wang X, Sun Z. (2020). Os parâmetros anormais de coagulação estão associados a um mau prognóstico em pacientes com nova pneumonia por coronavírus. J Thromb Haemost., 18(4):844-847. doi: 10.1111/jth.14768. Epub 2020 Mar 13. PMID: 32073213; PMCID: PMC7166509

81. Christensen B, Favaloro EJ, Lippi G, Van Cott EM. Anormalidades do laboratório de hematologia em pacientes com doença de coronavírus 2019 (COVID-19). Semin Thromb Hemost. 2020 Oct; 46 (7): 845-849. doi: 10.1055 / s-0040-1715458 . Epub 2020 Set 2. PMID: 32877961; PMCID: PMC7645834

82. Đorđević J, Mihaljević O, Stanojević Pirković M, Isa A, Radović M, Babović B. Patofiziološki i laboratorijski aspekti poremećaja hemostaze kod bolesnika sa

COVID-19. Ata Facultatis Medicae Naissensis. 2023;40(4):402-14. doi: 10.5937/afmnai40-41219

83. Ferreira CR., Gahl WA. (2017). Doenças de depósito lisossómico. Transl Sci Rare Dis.,25;2(1-2):1-71. doi: 10.3233/TRD-160005. PMID: 29152458; PMCID: PMC5685203. https://www.ncbi.nlm.nih.gov/pmc/articles/PMC5685203/

84. Caballano-Infantes E., Cahuana GM., Bedoya FJ., Salguero-Aranda C., Tejedo JR. (2022). O papel do óxido nítrico na biologia das células-tronco. Antioxidants. , 11(3):497. https://doi.org/10.3390/antiox11030497

85. Tejedo J., Tapia-Limonchi R., Mora - Castilla S. et al. (2010). Baixas concentrações de óxido nítrico atrasam a diferenciação de células estaminais embrionárias e promovem a sua sobrevivência. Cell Death Dis 1, e80 (2010). https://doi.org/10.1038/cddis.2010.57

86. Mora-Castilla S., Tejedo J., Hmadcha A. et al. (2010). A repressão de Nanog pelo óxido nítrico promove a diferenciação de células estaminais embrionárias de rato. Cell Death Differ 17, 1025-1033. https://doi.org/10.1038/cdd.2009.204

87. Vasilieva Irina, Vasilieva Maria, Vasiliev I., Groppa S. et al. (2019). Papel do pCO2 (gap AV) da Síndrome de Disfunção de Múltiplos Órgãos. Journal of Biomedical and Pharmaceutical Sciences, 2:2:2-5.
https://repo.odmu.edu.ua/xmlui/handle/123456789/7338
https://repo.odmu.edu.ua/xmlui/bitstream/handle/123456789/7338/Tarabrin.pdf?sequence=1&isAllowed=y

88. Vasilieva Maria, Vasilieva Irina, Vasiliev I., Malakhova M., et al. (2019). A síndrome do desconforto da membrana eletroiônica induz a síndrome da fadiga crônica / encefalomielite miálgica (CFS / ME). Journal of Clinical Research in Anesthesiology, 2:2:1-6. https://asclepiusopen.com/journal-of-clinical-research-in-anesthesiology/volume-2-issue-2/3.pdf

89. Navarrete ML, Cerdeño MC, Serra MC, Conejero R. (2013). Síndrome de distrés mitocondrial y de la microcirculación en el paciente crítico. Implicaciones terapéuticas [Síndrome de distress mitocondrial e da microcirculação no paciente crítico. Implicações terapêuticas]. Med Intensiva.;37(7):476-84. Espanhol. doi: 10.1016/j.medin.2013.03.001. Epub 2013 Sep 7. Erratum in: Med Intensiva. 2014 Jan-Fev;38(1):63. PMID: 24018281

90. Vasiliev I., Vasilieva Maria, Vasilieva Irina, et al. (2018). Desinstalação da síndrome de disfunção multiorgânica associando o recrutamento microcirculatório mitocondrial à terapia de suporte a múltiplos órgãos na organização de suporte vital extracorpóreo. Boletim de Perinatologia - Revista de Investigação e Prática. Suplemento, 3:6.
https://mama-copilul.md/images/buletin-perinatologic/BP_2018/3_2018_supliment.pdf

91. Vasiliev I., Vasilieva Maria, Vasilieva Irina. (2021) E-Book. Quarenta anos de sucesso sem mortalidade materna em obstetrícia crítica na mesa de operação. O que é que se pode fazer para que o seu filho não tenha uma vida normal? Biomedical Research and Clinical Reviews. 4(1); DOI: 10.31579/2692-9406/067 https://www.auctoresonline.org/uploads/articles/1627651524Galley_Proof-Forty_Years_Success_of_No_Maternal_Mortality_in_Critical_Obstetrics_on_the _Operating_Table__1_.pdf

92. D'Ambra M. Immunotherapy in Some Types of Tumors. Paris. França: Congresso Mundial de Imuno Oncologia e Farmácia Clínica; 2019. https://www.itmedicalteam.pl/conference-abstracts-files/2254-6081-C2-023-008.pdf

93. Wang, P., Silke, J. (2024). RIPK1 e papel da necroptose no envelhecimento prematuro. Nat Cell Biol 26, 508-509. https://doi.org/10.1038/s41556-024-01390-2

94. Yang, Y., Zhang, J., lv, M. et al. (2024). O processamento defeituoso da prelamina A promove a necroptose não convencional impulsionada pelo RIPK1 nuclear. Nat Cell Biol 26, 567-580 . https://doi.org/10.1038/s41556-024-01374-2

95. Irina Vasilieva, Maria Vasilieva, Vasiliev I., Malakhova M., Groppa S., Ghidirim Gh., Tofan-Scutaru L., Valentina Diug, et al. (2020).The manifestation of chronic fatigue syndrome/myalgic encephalomyelitis (CFS/ME) Maria & Irina Vasilieva syndrome. Resumos da Conferência "Vasile Dobrovici" e do Congresso Nacional de UroGinecologia. 26-28 de novembro de 2020. Ginecologia, 30 (4):28, S2
https://revistaginecologia.ro/system/revista/53/1-42.pdf

96. Vasiliev I., Vasilieva Maria, Vasilieva Irina, Ghicavîi V. et al. (2019). O recrutamento de microcirculação-mitocondrial de situações obstétricas críticas na terapia complexa de suporte a múltiplos órgãos reduz o pCO2 (gap AV) e o desenvolvimento da síndrome de disfunção aguda de múltiplos órgãos. Biochemistry & Molecular Biology Journal, 5:22.
https://journal.odmu.edu.ua/xmlui/bitstream/handle/123456789/7343/Vasiliev.pdf ?sequence=1&isAllowed=y

97. Jiaming Su, Si Shen, Ying Hu, Shiqi Chen, Leyi Cheng, et al. (2022). SARS-CoV-2 ORF3a inibe o fluxo de autofagia mediado por cGAS-STING e a função antiviral. J of Medical Virusology. https://doi.org/10.1002/jmv.28175]

98. Riaz M., Sultana R., Ahmad J., Mehmood A., et al. (2024). Autophagy related genes mediated mitophagy in yeast, mammals and higher plants. Cell Mol Biol (Noisy-le-grand), 70(1):1-11. doi: 10.14715/cmb/2024.70.1.1. PMID: 38372120

99. Agnese De Mario, Donato D'Angelo, Giuseppe Zanotti, Anna Raffaello et al. (2023). O complexo uniporter de cálcio mitocondrial - uma peça em cinco actos. Cell Calcium., 112 https://doi.org/10.1016/j.ceca.2023.102720

100. Watanabe A, Maeda K, Nara A, Hashida M, Ozono M, Nakao A, Yamada A, Shinohara Y, Yamamoto T. Quantitative analysis of mitochondrial calcium uniporter (MCU) and essential MCU regulator (EMRE) in mitochondria from mouse tissues and HeLa cells. FEBS Open Bio. 2022 Abr;12(4):811-826. doi: 10.1002/2211-5463.13371 . Epub 2022 Feb 23. PMID: 35060355; PMCID: PMC8972046.

101. Yasemin Sancak et al., EMRE Is an Essential Component of the Mitochondrial Calcium Uniporter Complex.Science342,1379-1382(2013). doi:10.1126/science.1242993

102. Yujiao Jr Wu. (2016). Nível de proteína EMRE regulado no uniporter de cálcio mitocondrial. doi: https://doi.org/10.48617/etd.983 Pega: https://hdl.handle.net/10192/32107

103. Vasilieva Irina, Vasilieva Maria, Vasiliev I. et al. (2018). O ácido trifosfórico, doado, restaura os distúrbios do ritmo cardíaco causados por hipercalcemia mitocondrial energeticamente deficiente à lesão do poro Ca ++ mpt. Journal of Clinical Research in Anesthesiology, 1:1-3. https://asclepiusopen.com/journal-of-clinical-research-in-anesthesiology/volume-1-issue-2/6.pdf

104. Vasilieva Irina, Vasilieva Maria, Vasiliev I., Malakhova M., Groppa S., Ghidirim Gh., Tofan-Scutaru L., Valentina Diug, et al. (2020). În Manifestarea SindromuluiI de Oboseală Cronică / Encefalomielită Mialgică (CFS / ME) contribue Sindromul MARIA&IRINA VASILIEVA. Zilele Medicale Vasile Dobrovici. Congresso Nacional de Uroginecologia. 26-28 de novembro de 2020. https://www.researchgate.net/publication/348065714_E-Poster_Sindrom_MariaIrina_Vasilieva

105. Yang, K., Liu, S., Yan, H. et al. (2023). O domínio de ligação ao recetor da proteína spike do SARS-CoV-2 perturba a homeostase do cálcio intracelular e prejudica as células endoteliais vasculares pulmonares. Sig Transduct Target Ther 8, 276. https://doi.org/10.1038/s41392-023-01556-8

106. Zemerova T.P. (2022). Gene PIEZO1: [Recurso eletrónico] // GENO MAP Enciclopédia genética. - URL: https://www.genokarta.ru/gene/PIEZO1

107. Mathupala SP, Pedersen PL. (2010). Canal de aniões dependente de voltagem-1 (VDAC-1) como alvo anti-cancro. Cancer Biol Ther.,15;9(12):1053-6. doi: 10.4161/cbt.9.12.12451. Epub 2010 Jun 21. PMID: 20581475; PMCID: PMC3385865

108. Liao Y, Hao Y, Chen H, He Q, Yuan Z , Cheng J. (2015). A proteína uniporter de cálcio mitocondrial MCU está envolvida na morte celular induzida por estresse oxidativo. Célula de proteína, 6 (6): 434-42. doi: 10.1007 / s13238-015-0144-6 . Epub 2015 Mar 11. PMID: 25753332; PMCID: PMC4444813

109. Baines CP. (2010).The cardiac mitochondrion: nexus of stress. Annu Rev Physiol, 72:61-80. doi: 10.1146/annurev-physiol-021909-135929 . PMID: 20148667

110. Baines CP. O poro de transição de permeabilidade mitocondrial e o programa necrótico cardíaco. Pediatric Cardiol. 2011 Mar;32(3):258-62. doi:10.1007/s00246-010-9880-9. Epub 2011 Jan 6. PMID: 21210090

111. Szabó I, Zoratti M. (1993). O poro de transição de permeabilidade mitocondrial pode incluir moléculas VDAC. I. Estrutura binária e dependência de voltagem do poro. FEBS Lett.,13;330(2):201-5. doi: 10.1016/0014-5793(93)80273-w. PMID: 7689983

112. Crompton M, Virji S, Ward JM. (1998). A ciclofilina-D liga-se fortemente a complexos do canal aniónico dependente de voltagem e da translocase de nucleótidos de adenina para formar o poro de transição de permeabilidade. Eur J Biochem, 258(2):729-35. doi: 10.1046/j.1432-1327 .1998.2580729.x. PMID: 9874241

113. Kowaltowski AJ, Castilho RF, Vercesi AE. (1995). Permeabilização da membrana mitocondrial induzida por Ca(2+): papel do estado redox da coenzima Q. Am J Physiol, 269(1 Pt 1):C141-7. doi: 10.1152/ajpcell.1995.269.1.C141. PMID: 7631741

114. Petrosillo G, Ruggiero FM, Pistolese M, Paradies G. (2004). A produção de espécies reactivas de oxigénio induzida pelo Ca2+ promove a libertação do citocromo c das mitocôndrias do fígado de rato através de mecanismos dependentes e independentes da transição de permeabilidade mitocondrial (MPT): papel da cardiolipina. J Biol Chem. 17;279(51):53103-8. doi: 10.1074/jbc.M407500200 . Epub 2004 Oct 8. PMID: 15475362

115. McCommis KS, Baines CP. (2012)O papel do VDAC na morte celular: amigo ou inimigo? Biochim Biophys Ata.1818(6):1444-50. doi: 10.1016/j.bbamem.2011.10.025 . Epub 2011 Oct 28. PMID: 22062421; PMCID: PMC3288473

116. Baines CP, Kaiser RA, Sheiko T, Craigen WJ, Molkentin JD. (2007). Os canais de aniões dependentes de voltagem são dispensáveis para a morte celular dependente de mitocôndrias. Nat Cell Biol. May;9(5):550-5. doi: 10.1038/ncb1575 . PMID: 17417626; PMCID: PMC2680246

117. Vasilieva, I., Vasilieva, M., & Vasiliev, I. (2023). Recrutamento Microcirculatório - Mitocondrial através de uma pressão de perfusão sistémica permissiva combate a síndrome de angústia microcirculatória - mitocondrial. Relato de casos. Revista Especial da Academia Médica e Outras Ciências da Vida, 1(4). https://doi.org/10.58676/sjmas.v1i4.24

118. Vasiliev I., Vasilieva M., Vasilieva I. (2016). As indicações e contra-indicações médico-legais para a utilização de ECMO e ECCO2R em Ali/Ards. Estados Unidos: Projeto proposto para discussão e estudo Wams.;6-9

119. Vasiliev I. (2009). Suporte respiratório com recrutamento alveolar para tratamento complexo de lesão pulmonar aguda e síndrome de dificuldade respiratória aguda. Krasnoyarsk: Congresso Internacional de Suporte Respiratório. 2009;2- 7

120. Kociol R.D., Cooper L.T., Fang J.C. et al. (2020). Reconhecimento e manejo inicial da miocardite fulminante: uma declaração científica da American Heart Association. Circulation. 2020; 141: e69-e92 https://doi.org/10.1161/CIR.0000000000000745

121. Vargas, A., Boivin, R., Cano, P. et al. (2017). As armadilhas extracelulares de neutrófilos são reguladas negativamente por glucocorticosteróides nos pulmões em um modelo equino de asma. Respir Res; 18:207 https://doi.org/10.1186/s12931-017-0689-4

122. Chappell D., Hofmann-Kiefe, K., Jacob M. et al. (2009). O desprendimento do glicocálix endotelial induzido pelo TNF-α é prevenido pela hidrocortisona e pela antitrombina. Basic Res Cardiol 104, 78-89. https://doi.org/10.1007/s00395-008-0749-5

123. Java A. J. Apicelli M. K. Liszewski et al. (2020). O sistema complementar em COVID-19: amigo e inimigo? JCI Insight, vol. 5, no. 15, Artigo ID e140711. https://insight.jci.org/articles/view/140711

124. S. Kayser, R. Kunze, e A. Sheriff. (2021). Aférese selectiva de proteína C reactiva para pacientes com COVID-19 que sofrem de lesões orgânicas. Therapeutic Apheresis and Dialysis, vol. 25, no. 2, pp. 251-252. https://doi.org/10.1111/1744-9987.13532

125. Sheriff A, Kayser S, Brunner P e Vogt B. (2021). A proteína C reativa desencadeia a morte celular em células isquêmicas. Front. Immunol. 12:630430. doi: 10.3389/fimmu.2021.630430

126. Zahra Alipour, Somayeh Zarezadeh, Ali Akbar Ghotbi-Ravandi. (2023). doi: 10.1055/a-2209-6357

127. Xie Y, Choi T, Al-Aly Z. (2023). Associação do tratamento com Nirmatrelvir e o risco de condição pós-COVID-19. JAMA Intern Med.,183(6):554-564. doi:10.1001/jamainternmed.2023.0743

128. Anastassopoulou C, Hatziantoniou S, Boufidou F, Patrinos GP, et al. (2022). Tsakris A. The Role of Oral Antivirals for COVID-19 Treatment in Shaping the Pandemic Landscape [O Papel dos Antivirais Orais para o Tratamento da COVID-

19 na Configuração do Cenário Pandémico]. Journal of Personalized Medicine, 12(3):439. https://doi.org/10.3390/jpm12030439

129. Ben-Mordechai T, Palevski D, Glucksam-Galnoy Y, Elron-Gross I. et al. (2015). Segmentação de subconjuntos de macrófagos para reparo de infarto. Journal of Cardiovascular Pharmacology and Therapeutics; 20(1):36-51. doi:10.1177/1074248414534916

130. Jae W. Lee, Xiaohui Fang, Anna Krasnodembskaya, James P. Howard et al. (2011). Revisão concisa: Mesenchymal Stem Cells for Acute Lung Injury (Células estaminais mesenquimais para lesões pulmonares agudas): Role of Paracrine Soluble Factors, Stem Cells, Volume 29, Issue 6, Pages 913-919, https://doi.org/10.1002/stem.643

131. Buijsers B., Yanginlar C., Maciej-Hulme M. L., et al, (2020). Mecanismos benéficos não anticoagulantes subjacentes ao tratamento com heparina de pacientes com COVID-19, eBioMedicine; 59, Artigo ID 102969, 2020. doi: https://doi.org/10.1016/j.ebiom.2020.102969

132. Ronco C, Ricci Z, Husain-Syed F. From Multiple Organ Support Therapy to Extracorporeal Organ Support in Critically Ill Patients (Da terapia de suporte de múltiplos órgãos ao suporte extracorporal de órgãos em pacientes criticamente doentes). Blood Purif. 2019;48(2):99-105. doi: 10.1159/000490694. Epub 2019 Apr 26. PMID: 31030203

133. Vasiliev I., Calalb I., Cacian M., Thîbîrnac I., et al. (2007). Tratamento bem-sucedido da Síndrome de Coagulação Intravascular Disseminada em Obstetrícia. Relatórios e Resumos. 2º Simpósio do Mar Branco da Conferência de Toda a Rússia com Participação Internacional Problemas reais de Anestesiologia e Terapia Intensiva. Arkhangelsk. O presidente da Conferência, Professor E. Nedashkovsky, fundador da escola de anestesiologia e reanimação do Norte Europeu da Rússia, 106-108.   https://anesth.ru/CONTENT/BEL%20SYMPOSIUM/BS-ABSTRACTS.pdf

134. Cojocaru Victor, Ceban Emil, Vasilieva Irina, Vasilieva Maria, Vasiliev I., et al. (2020). Ressuscitação bem-sucedida da SARS mortal - Cov-2 / COVID19. Bioinformatics & Proteomics Open Access Journal.;4:1. https://medwinpublishers.com/BPOJ/successful-resuscitation-of-deadly-sars-cov2-covid19.pdf

135. Cutolo M, Paolino S, Smith V. (2020). Evidências para um papel protetor da vitamina D no COVID-19RMD Open 2020; 6: e001454. doi: 10.1136 / rmdopen-2020-001454

136. Cojocaru Victor, Ceban Emil, Vasilieva Irina, Vasilieva Maria, Vasiliev I. et al. (2020). Tödliche β-SARS - Cov-2 COVID 19 ist noch kein Satz. Publicado no LinkedIn. WAMS.

137. Cojocaru V., Ceban E., Groppa S., Vasilieva Maria, Vasilieva Irina, et al. (2020). Como testtigo, salvando sua própria vida do SARS-COV-2 / COVID19. Publicado no LinkedIn. WAMS

138. Vasilieva Irina, Vasilieva Maria, & Vasiliev, I. (2023). Um Intralipid bloqueia a entrada da SARS. Revista Especial da Academia Médica e Outras Ciências da Vida, 1(3). https://doi.org/10.58676/sjmas.v1i3.15

139. Vasiliev I., Creciun A. (1986). Casos de choque anafilático e tácticas de terapia de emergência. Corr Med.; 5:51-53

140. Vasiliev I. Ceban N. (1989). A terapia linfotrópica com estimulação linfática no tratamento complexo do choque de exotoxinas. Cuidados de saúde; 2: 52-53.

141. Raghavendra Rao. M.V., M M Karindas, Ilie Vasiliev, Mohammed Ismail Nizami et al. (2022). Doença Pulmonar Obstrutiva Crónica (DPOC) - Não se preparar significa preparar-se para falhar. Jornal Internacional de Ciências Médicas e Investigação Atual; 5:5:673-681.
https://www.academia.edu/108227205/Chronic_Obstructive_Pulmonary_Disease_COPD_Failing_To_Prepare_Means_Preparing_To_Fail

142. Mirta D Ambra M*, Ilie Vasiliev, Valeri Shevchenko. (2019). Quando o trauma é grave. American Journal of Biomedical Science and Research, 2(6). AJBSR.MS.ID.000616. DOI:10.34297/AJBSR.2019.02.000616

143. Vasiliev I., Calalb I., Cacian M., Thîbîrnac I., et al. (2007). Tratamento bem-sucedido da Síndrome de Coagulação Intravascular Disseminada em Obstetrícia. Relatórios e Resumos. 2º Simpósio do Mar Branco da Conferência de Toda a Rússia com Participação Internacional Problemas reais de Anestesiologia e Terapia Intensiva. Arkhangelsk. O presidente da Conferência, Professor E. Nedashkovsky, fundador da escola de anestesiologia e reanimação do Norte Europeu da Rússia, 106-108.   https://anesth.ru/CONTENT/BEL%20SYMPOSIUM/BS-ABSTRACTS.pdf

144. Mirta D' Ambra. (2019). Alerta do CDC para infecções hospitalares devido a Candida Auris Multiresistente. American Journal of Biomedical Science & Research, 2:3

145. Ignatenco Sergiu, Vasilieva Irina, Crăciun, Ion. (2020). Fechamento temporário da cavidade abdominal em pacientes operados com isquemia mesentérica. In: Congresso dedicado ao 75º aniversário da fundação da Universidade Estadual de Medicina e Farmácia "Nicolae Testemiţanu", 21-23 de outubro de 2020, Chişinău. Chisinau:" Universidade Estatal de Medicina e Farmácia "Nicolae Testemiţanu", R: 417. https://ibn.idsi.md/ro/vizualizare_articol/126122
https://repository.usmf.md/bitstream/20.500.12710/12697/1/INCHIDEREA_TEMPORARA_A_CAVITATII_ABDOMINALE_LA_PACIENTII_OPERATI.pdf

146. Vasiliev Ilie. (2020). Os cuidados intensivos modernos estão a derrotar a fatal SARS-Cov 2/ COVID 19. Edição especial - S5 EuroSciCon Conference on Biotechnology & Bioengineering | Holanda https://www.walshmedicalmedia.com/open-access/modern-intensive-care-is-defeating-the-fatal-sarscov-2covid-19.pdf

147. Cojocaru V., Ceban E., Vasilieva Irina, Vasilieva Maria, Groppa S. et al. (2020). Mortel SARS - Cov-2 / COVID19 pode ser eliminado. Publicado no LinkedIn. WAMS

148. Vasiliev I., Vasilieva Maria, Vasilieva Irina, Litarczek G., Friptu V., Gladun S. (2018). Suspendendo a Síndrome de Angústia Microcirculatória-Mitocondrial através do Recrutamento de Distúrbios Microcirculatórios-Mitocondriais de Situações Críticas Obstétricas. Coordenador Científico. Professor Dr. Onofriescu. E-poster. Iasi, Roménia: Sociedade Nacional de Congressos da Sociedade Obstétrica e Ginecológica da Roménia. Resumo dos resumos; 41. https://www.researchgate.net/publication/354511943_PROGRAM_Al_17-lea_Congres_al_Societatii_de_Obstetrica_si_Ginecologie_din_Romania_20-22_septembrie_2018_Iasi_Romania_pg_41

149. M.V. Raghavendra Rao, Vijaykumar Chennamchetty, M M Karindas, Ilie Vasiliev, et al. (2022)." Transplante de pulmão respiratório" - Um caminho para o alívio de novos pulmões com vasos antigos. Revista Internacional de Educação e Investigação; 8:7: 36-39. https://ierj.in/journal/index.php/ierj/article/view/2533/2560

150. Vasilieva M., Groppa S. (2023). Nanotecnologia - progresso na neuromodulação. Coleção de resumos. Investigação em Biomedicina e Saúde. Problemas fundamentais da medicina: Qualidade. Excelente e Performance. Conferência Científica Anual. outubro. 18-20. Questões actuais em neurociência. Revista Moldova de Ciências da Saúde; 3:10: Anexo 1: 394. https://ibn.idsi.md/ro/vizualizare_articol/194517

151. Bejenari A., Vasilieva M., Gasnaş A., Bondarciuc A., et al. (2023). Meningoencefalite bacteriana durante a gravidez. Relatório Caze. Coleção de resumos. Pesquisa em Biomedicina e Saúde. Problemas fundamentais da medicina: Qualidade. Excelente e Desempenho. Conferência Científica Anual. outubro. 18-20. Questões actuais em neurociência. Revista Moldova de Ciências da Saúde; 3:10: Anexo 1: 430. https://ibn.idsi.md/ro/vizualizare_articol/194599

152. Efremova D., Ciobanu N., Glavan D., Leahu P., Racila R., Bălănuţă T., Matei A. , Vasileva Maria, Bondarciuc A., Bejenari I., Cojocaru A., Groppa S. (2023). EPO-202. Relação específica de género entre os níveis de homocisteína e a aterosclerose carotídea em indivíduos aparentemente saudáveis. Doenças cerebrovasculares 2. Resumos do 9º Congresso da Academia Europeia de

Neurologia junho de 2023. Budapeste, Hungria. Jornal Europeu de Neurologia, 30 (S1): 450.
https://www.ean.org/fileadmin/user_upload/ean/congress-2023/EAN2023AbstractBook.pdf
153. Vasilieva Maria, Istratii Diana, Zota Eremia, Crivorucica Igor, Vasilieva Irina, Groppa Stanislav. (2022). Hipocalemia - mímica de acidente vascular cerebral. Relato de caso. In: Jornal Europeu de Neurologia, S1:29:884. ISSN 1351-5101 CZU: 616-08-039.35+616.8-005
https://onlinelibrary.wiley.com/doi/epdf/10.1111/ene.15467
154. Efremova Daniela, Ciobanu Natalia, Glavan Danu, Leahu Pavel, Vasilieva Maria, Groppa Stanislav et al. (2023). Níveis séricos de urato e características de ultrassom da aterosclerose carotídea em fenótipos de obesidade. In: Biomedicinas.,11:1-12. ISSN -. doi:10.3390/biomedicines11071897
https://www.mdpi.com/2227-9059/11/7/1897
155. Efremova D., Ciobanu N., Glavan D., Leahu P., Racila R., BălănuțăT., Matei A., Vasilieva Maria, Bondarciuc A., Bejenari I., Cojocaru A., Groppa S. (2023). 995. Relevância dos gradientes dependentes do índice de massa corporal dos níveis de ácido úrico sérico para a previsão de AVC em indivíduos aparentemente saudáveis. © European Stroke Organisation 2023. Conferência da Organização Europeia do AVC ESOC 2023 Livro de Resumos maio de 2023. European Stroke Journal, 8;2(S).
https://journals.sagepub.com/doi/epub/10.1177/23969873231169660
156. Vasilieva Maria*. Istratii Diana, Crivorucica Igor, Zota Eremei, Vasilieva Irina, Groppa Stanislav. Hipopotassemia grave como mímica de acidente vascular cerebral. A 9ª edição da MedEspera. 12-14 de maio de 2022. Chişinău. República da Moldávia. 2022;205.
https://repository.usmf.md/bitstream/20.500.12710/21295/1/SEVERE_HYPOPO TASSEMIA_AS_A_STROKE_MIMIC.pdf
157. Irina Vasilieva. Maria Vasilieva. O papel das redes sociais na redução do stress. 8ª Cimeira Internacional de Neurologia e Distúrbios Cerebrais. Conferência. 17-18 de junho de 2022. Abu Dhabi, EAU.
https://mobile.twitter.com/neurolexmeet
https://mobile.twitter.com/neurolexmeet/status/1537779323134164992/photo/1
158. Câlcai C., Hadjiu S., Revenco Ninel, Iavorschi E., Rodoman I., Vasilieva Maria. (2017). Peculiaridades evolutivas do acidente vascular cerebral em crianças pequenas após trauma craniocerebral: caso clínico. In: Boletim da Academia de Ciências da Moldávia. Ciências Médicas, 2(54):320-323. ISSN 1857-0011
https://ibn.idsi.md/ro/vizualizare_articol/54173
159. Chiosa V., Ciolac D., Chelban V., Gasnas D., Vataman A., Munteanu C., Groppa S., Leahu P., Condratiuc E., Aftene D., Dragan D., Racila R., Doten N.,

Stoianov N., Condrea A., Ropot D., Vasilieva Maria. (2021). Epilepsia resistente a medicamentos: conceitos modernos, mecanismos integrativos e avanços terapêuticos. Jornal Médico da Moldávia, 64(4):72-85 https://repository.usmf.md/bitstream/20.500.12710/18195/1/Drug_resistant_epilepsy_modern_concepts_integrative_mechanisms.pdf

160. Vasilieva Maria, Oglindă-Catirău G., Groppa S. (2022). Status epilético catamenial. Uma condição rara ou um evento subdiagnosticado. In: MedEspera: Congresso Internacional de Medicina para Estudantes e Jovens Médicos, Ed. 9ª edição, 12-14 mai 2022 Chişinău. Chisinau, República da Moldávia.,9:158. https://ibn.idsi.md/vizualizare_articol/162821

161. Cucusciuc C., Vasilieva Maria, Zota E., Crivorucica I., Manea D., Groppa S. (2022). Acidente vascular cerebral isquémico bithalamic. Caso clínico. In: Jornal Moldavo de Ciências da Saúde.,3: An.1:29:285. ISSN 2345-1467. https://ibn.idsi.md/vizualizare_articol/167847

162. Vasilieva Maria, Oglinda-Catirau Gabriela. (2022). Vertigem posicional paroxística benigna na gravidez. casas de relatório. In: Revista Moldova de Ciências da Saúde, 3: An.1:29: 94. ISSN 2345-1467. CZU: 616.831-005-036]:618.2-071 https://repository.usmf.md/bitstream/20.500.12710/22210/1/Benign_paroxysmal_positional_vertigo_in_pregnancy._Case_report.pdf

163. Vasilieva Irina, Vasilieva Maria, Vasiliev I., et al. (2020). A Síndrome de Maria & Irina Vasilieva contribui para a manifestação da Síndrome de Fadiga Crónica / Síndrome de Encefalomielite Málgica (CFS / ME). Congresso Nacional de UroGinecologia. Supliment Ginecologia ro., 30: 4: Supl 2; 28. http://revistaginecologia.ro/system/revista/53/1-42.pdf https://repository.usmf.md/bitstream/20.500.12710/18195/1/Drug_resistant_epilepsy_modern_concepts_integrative_mechanisms.pdf

164. Vasilieva Maria, Dmitriev Iu., Bejenari A., Gorincoi N., Aftene D. (2021). O "duplo diagnóstico" de epilepsia farmacorresistente e crises não epilépticas psicogénicas. Caso clínico. In: Cercetarea în biomedicină şi sănătate: calitate, excelenţă şi performanţă, Ed. 1, 20-22 de outubro de 2021, Chişinău. Chişinău, Republica Moldova, (R):238. ISBN 978-9975-82-223-7 https://ibn.idsi.md/ro/vizualizare_articol/142105

165. Lisu M., Vasilieva M., Crivorucica I., Ciobanu V. et al. (2023). Limbis encephalitis - a very rare a complication of Epstein- Barr virus. Coleção de resumos. Investigação em Biomedicina e Saúde. Questões actuais em neurociência..: Qualidade. Excelente e Desempenho. Conferência Científica Anual. outubro. 18-20. Revista Moldova de Ciências da Saúde; 3:10: Anexo 1: 395. https://ibn.idsi.md/ro/vizualizare_articol/194514

166. Vasilieva Maria, Bejenari Irina, Gasnaş Alexandru, Manea Diana, Groppa Stanislav. Amnésia global transitória como uma possível manifestação após a infeção por COVID-19. Casos clínicos. Conferência "Investigação em biomedicina e saúde: qualidade, excelência e desempenho" Chisinau, Moldávia, 20-22 de outubro de 2021

https://ibn.idsi.md/vizualizare_articol/142081

https://ibn.idsi.md/sites/default/files/imag_file/217_4.pdf

167. Vasilieva Maria , Dmitriev Iulia, Bejenari Aliona, Gorincioi Nadejda, Aftene Daniela. O "duplo diagnóstico" de epilepsia farmacorresistente e crises não epilépticas psicogénicas. Caso clínico. Conferência "Investigação em biomedicina e saúde: qualidade, excelência e desempenho" Chisinau, Moldávia, 20-22 de outubro de 2021

https://ibn.idsi.md/ro/vizualizare_articol/142105

https://ibn.idsi.md/sites/default/files/imag_file/238_2.pdf

168. Diug V., Vasiliev I. (2018). Hemostasia definitiva na hemorragia maciça pósparto do hematoma.Resumo dos resumos. Iasi: Conferência Nacional.; 44-46

169. Raghavendra Rao, MM Karindas, Ilie Vasiliev, Chennamchetty Vijay Kumar et al. (2022) 'Is Covid Vaccine Immunity Success Story Gives "A Lot of Happy Tears"?', International Journal of Current Medical and Pharmaceutical Research, 08(07):294-300 doi: http://dx.doi.org/10.24327/23956429.ijcmpr20220069

170. Raghavendra Rao M.V. *, Srilatha Bashetti, A. Rekha, Swarna Deepak et al. (2023). Candor in medical laboratory management "Quality is doing the right thing and making things right". Revista Mundial de Biologia, Farmácia e Ciências da Saúde, 13(03), 210-220.

doi: https://doi.org/10.30574/wjbphs.2023.13.3.0139

171. Vasilieva Irina, Vişnevchi A., Vasilieva Maria, & Vasiliev I. (2023). A Gestão da Qualidade Total como Preditor da Inteligência Artificial Garante o Marketing Competitivo. Jornal Especial da Academia Médica e Outras Ciências da Vida., 1(8). https://doi.org/10.58676/sjmas.v1i8.47

172. Devaux CA, Camoin-Jau L. (2023). A mímica molecular do pico viral na vacina SARS-CoV-2 possivelmente desencadeia a desregulação transitória da ACE2, levando à disfunção vascular e de coagulação semelhante à infeção por SARS-CoV-2. Viruses. , 15(5):1045. https://doi.org/10.3390/v15051045

173. Wigner-Jeziorska P., Janik-Karpińska E., Niwald M, Saluk J., Miller E. (2023). Efeito da infeção por SARS-CoV-2 e vacinação com BNT162b2 na expressão de mRNA de genes associados à angiogênese. International Journal of Molecular Sciences, 24(22):16094. https://doi.org/10.3390/ijms242216094

174. Vasilieva Maria, Vasilieva Irina, Vasiliev I., Groppa S. et al. (2018). Correção neurovegetativa da síndrome adrenérgica diencefálica - hipercinética e catabólica. Jornal de Pesquisa Clínica em Anestesiologia;1(2):1-3.

https://asclepiusopen.com/journal-of-clinical-research-in-anesthesiology/volume-1-issue-2/5.pdf

175. Vasilieva Maria. (2018). Estado alterado de consciência como possível fator de amplificação do efeito terapêutico no caso da neuroestimulação na dor crónica. In: MedEspera: Congresso Internacional de Medicina para Estudantes e Jovens Médicos, Ed. 7ª edição, 3 a 5 de maio de 2018, Chisinau. Chisinau, República da Moldávia: 7:56-57 https://ibn.idsi.md/ro/vizualizare_articol/112928

176. Chacin-Bonilla, L. e Bonilla, E. 2023. Melatonina e Covid-19: Uma caixa de Pandora aberta e a esperança para já. Melatonin Research. 6, 4 (Dez. 2023), 474-484. DOI: https://doi.org/https://doi.org/10.32794/mr112500163

177. C.M. Smith, J.R. Komisar, A. Mourad, B.R. Kincaid. (2020) Transtorno psicótico breve associado ao COVID-19 BMJ Case Rep. CP, 13, Artigo e236940 doi: 10.1136 / bcr-2020-236940. PMID: 32784244; PMCID: PMC7418683.

178. C.J. Watson, R.H. Thomas, T. Solomon, B.D. Michael, T.R. Nicholson, T.A. (2021). Pollak COVID-19 e risco de psicose: preocupação real ou delirante? Neurosci. Lett., 741, Artigo 135491 doi: 10.1016/j.neulet.2020.135491. Epub 2020 Nov 18. PMID: 33220366.

179. L.F. Garcia. (2020). Resposta imune, inflamação e o espetro clínico do COVID-19. Front. Immunol., 11:1441. doi: 10.3389/fimmu.2020.01441. PMID: 32612615; PMCID: PMC7308593 .

180. N.F. Santos, A.P. Alho, I.D. Costa, L.P. Ferreira, E.H. Sêco. (2021). Psicose de primeiro episódio com ciúme delirante durante a infeção por SARS-CoV-2: Psicose secundária à COVID-19 ou um gatilho para um transtorno psicótico primário? Prim. Care Companion CNS Disord., 23(5):21cr03070. doi: 10.4088/PCC.21cr03070. PMID: 34592800.

181. Y. Shi, Y. Wang, C. Shao, J. Huang, J. Gan, X. Huang, E. Bucci, M. Piacentini, G. Ippolito, G. Melino. (2020). Infeção por COVID-19: as perspectivas das respostas imunitárias. Cell Death Differ, 27(5):1451-1454. doi: 10.1038/s41418-020-0530-3. Epub 2020 Mar 23. PMID: 32205856; PMCID: PMC7091918.

182. M.Z. Tay, C.M. Poh, L. Rénia, P.A. MacAry, L.F.P. Ng. (2020). A trindade do COVID-19: imunidade, inflamação e intervenção. Nat. Rev. Immunol., 20: 363-374. doi: 10.1038/s41577-020-0311-8. Epub 2020 Abr 28. PMID: 32346093; PMCID: PMC7187672.

183. S.P. Thomas. (2021). Psicose relacionada com a COVID-19: Relatos de uma nova complicação perturbadora. Taylor & Francis. https://doi.org/10.1080/01612840.2021.1873054

184. Lucette A. Cysique, David, Jakabek e Sophia G. Bracken (2023). A via da quinurenina está relacionada ao comprometimento cognitivo pós-agudo do COVID-19objetivo e ao PASC. Anais de Neurologia Clínica e Translacional, 10(8):

1338–1352   https://doi.org/10.1002/acn3.51825
https://onlinelibrary.wiley.com/doi/epdf/10.1002/acn3.51825
185. Guo, W., Porter, L.M., Crozier, T.W., Coates, et al. (2022). A inibição tópica de TMPRSS2 previne a infeção por SARS-CoV-2 em culturas diferenciadas de vias aéreas humanas. Life Sci., 5, e20210111 https://www.life-science-alliance.org/content/5/4/e202101116 186. Hoffmann M., Kleine-Weber H., Schroeder S., Krüger N, Herrler T., et al. (2020). A entrada de células SARS-CoV-2 depende de ACE2 e TMPRSS2 e é bloqueada por um inibidor de protease clinicamente comprovado. Cell.,181(2):271-280.e8. doi: 10.1016/j.cell.2020.02.052. Epub 2020 Mar 5. PMID: 32142651; PMCID: PMC7102627.
187. Ou T, Mou H, Zhang L, Ojha A, Choe H, Farzan M (2021) Hydroxychloroquine-mediated inhibition of SARS-CoV-2 entry is attenuated by TMPRSS2. PLoS Pathog 17(1): e1009212.
https://doi.org/10.1371/journal.ppat.1009212
188. Cani M, Epistolio S, Dazio G, Modesti M, Salfi G, Pedrani M, Isella L, Gillessen S, Vogl UM, Tortola L, et al. Antiandrogénios como Terapias para a COVID-19: Uma revisão sistemática. Cancers. 2024; 16(2):298. https://doi.org/10.3390/cancers16020298
189. Variantes ELANE rs17223045C/T e rs3761007G/A: Factores de proteção contra a COVID-19. Biomol Biomed [Internet]. 2024 Jan. 15 [citado 2024 Abr. 28]:665-672. https://www.bjbms.org/ojs/index.php/bjbms/article/view/9940
190. Tovey MG, Lallemand C. (2011). Imunogenicidade e outros problemas associados à utilização de produtos biofarmacêuticos. Ther Adv Drug Saf., 2(3):113-28. doi: 10.1177/2042098611406318. PMID: 25083207; PMCID: PMC4110816
191. Mohamed A Alfaleh, Reem M Alsulaiman, Sarah A Almahboub, Leena Nezamuldeen, et al. (2024). ACE2-Fc e DPP4-Fc decoy receptors against SARS-CoV-2 and MERS-CoV variants: a quick therapeutic option for current and future coronaviruses outbreaks, Antibody Therapeutics, 7, :1:53-66 https://doi.org/10.1093/abt/tbad030
192. Nathan G.F. Leborgne, Christelle Devisme Nedim Kozarac, Inês Berenguer Veiga, et al. (2024). Neutrophil proteases are protective against SARS-CoV-2 by degrading the spike protein and dampening virus-mediated inflammation, JCI Insight, 9(7):e174133. https://doi.org/10.1172/jci.insight.174133
193. Hayder M. Al-kuraishy, Ali I. Al-Gareeb, Luay Alkazmi, Maisra M. El-Bouseary, et al. (2023). The Potential Nexus between Helminths and SARS-CoV-2 Infection: A Literature Review, Journal of Immunology Research, ID 5544819:14. https://doi.org/10.1155/2023/5544819

194. Cojocaru, V., Ceban, E., Groppa, S., Vasilieva Irina, et al. (2020). Como testemunha, salvando sua própria vida do SARS-COV-2/COVID19. Publicado no LinkedIn. WAMS., https://www.linkedin.com/pulse/como-testigo-salvando-supropia-vida-del-sars-cov-2-covid19-vasiliev/?trackingId=E1uRK9PpSn6WdA%2FBVEPXiQ%3D%3D

195. Joseph Eldor, MD. (2022). "Vacina combinada Covid 19 e Intralipid oral DIÁRIO ou óleo de soja (principal componente do Intralipid) para a erradicação da Pandemia Corona". IOSR Journal of Pharmacy and Biological Sciences (IOSR-JPBS), 17(1): 32 42. https://iosrjournals.org/iosr-jpbs/papers/Vol17-issue1/Ser-3/D1701033242.pdf31 .

196. Joseph Eldor. (2021). "Vacina combinada Covid 19 e óleo de soja oral diário (principal componente do Intralipid) para a erradicação da Pandemia Corona?" IOSR Journal of Environmental Science, Toxicology and Food Technology (IOSR-JESTFT), 14(7): 54-63. https://www.iosrjournals.org/iosr-jestft/papers/Vol15-Issue7/Ser-2/G1507025463.pdf

197. Javid MJ e Zebardast J. (2020). Terapia de resgate por Intralipid em complicações pulmonares Covid-19: Uma nova abordagem. Austin J Anesthesia and Analgesia, 8(2): 1087. https://austinpublishinggroup.com/anesthesia-analgesia/fulltext/ajaa-v8-id1087.php

198. LRRC15 leucine rich repeat containing 15.(2023). https://www.ncbi.nlm.nih.gov/gene/13157834.

199. Vasilieva, I., Vasilieva, M., & Vasiliev, I. (2023). Um Intralipid bloqueia a entrada da SARS. Jornal Especial da Academia Médica e Outras Ciências da Vida, 1(3). https://hollis.harvard.edu/permalink/f/1mdq5o5/TN_cdi_crossref_primary_10_58 676_sjmas_v1i3_15 doi: 10.58676/sjmas.v1i3.15

200. Teixeira, L., Temerozo, JR., Pereira-Dutra FS., et al. (2022). Simvastatin Downregulates the SARS-CoV-2-Induced Inflammatory Response and Impairs Viral Infection Through Disruption of Lipid Rafts. Front Immunol., 13:820131. doi: 10.3389/fimmu.2022.820131. PMID: 35251001; PMCID: PMC8895251 https://pubmed.ncbi.nlm.nih.gov/35251001/37 .

201. Rodrigues-Diez RR, Tejera-Muñoz A, Marquez-Exposito L, et al. (2020). Estatinas: Poderá um velho amigo ajudar na luta contra a COVID-19? Br J Pharmacol., 177: 4873-4886. doi: https://doi.org/10.1111/bph.15166 . Epub 2020 Jul 15. PMID: 32562276; PMCID: PMC7323198.

202. Yuanmei Zhu, Yue Hu, Nian Liu, (2022). Inibição potente de diversas sublinhagens de Omicron por lipopeptídeos inibidores da fusão SARS-CoV-2.

Antiviral Research, 208; 105445 doi: https://doi.org/10.1016/j.antiviral.2022.105445

203. 田澤賢次(著.Kenji Tazawa. (2016). Ato de saúde "Nano Bubble Hydrogen Water" pelo médico olímpico. 単行本. Amazon.co.jp 幻冬舎 ISBN-10: 4344994663ISBN-13: 978-4344994669 https://www.amazon.co.jp/-/en/Bubble-Hydrogen-Health-Olympic-Doctor/dp/4344994663

204. Alwazeer, D., Liu, FF., Wu, XY., LeBaron, TW. (2021). Combatendo o estresse oxidativo e a inflamação em COVID-19 por terapia molecular com hidrogênio: Mecanismos e Perspectivas. Oxid Med Cell Longev., 5513868. PMID:34646423 PMID: 34646423 PMCID: PMC8505069 doi: 10.1155/2021/5513868 https://pubmed.ncbi.nlm.nih.gov/34646423/

205. Abdullayev R, Gul F, Bilgili B, Seven S, Cinel I. (2022). Adsorção de citocinas em pacientes criticamente doentes com COVID-19, um estudo de caso-controle. Journal of Intensive Care Medicine; 37:9:1223-1228. doi:10.1177/08850666221085185

206. Morris C, Gray L, Giovannelli M. (2015). Relatório inicial: The use of CytosorbTM haemabsorption column as an adjunct in managing severe sepsis: initial experiences, review and recommendations. Journal of the Intensive Care Society; 16:3:257-264. doi:10.1177/1751143715574855

207. Chen Y, Liang W, Yang S, et al. (2013). Infecções humanas com o vírus emergente da gripe aviária A H7N9 de aves de capoeira de mercado húmido: análise clínica e caraterização do genoma viral. Lancet., 381(9881):1916-1925 doi: 10.1016/S0140-6736(13)60903-4 . Epub 2013 Apr 25. PMID: 23623390; PMCID: PMC7134567.

208. Xu Kaijin, Cai Hongliu, Shen, Yihong, Ni, Qin et al. (2020). Tradução: Gestão da Doença de Coronavírus 2019 (COVID-19): Experiência na província de Zhejiang, China. Infectious Microbes & Diseases 2:2:55-63. doi: 10.1097/IM9.0000000000000023

209. Howlin R P et al. (2017). Baixa dose de óxido nítrico como terapia adjuvante anti-biofilme direcionada para tratar a infeção crônica por Pseudomonas aeruginosa na fibrose cística. Molecular Therapy 25 2104-16, doi: https://doi.org/10.1016/j.ymthe.2017.06.021

210. Cure, E., Kucuk, A. & Cumhur Cure, M. (2020). Terapia com ciclosporina na tempestade de citocinas devido à doença do coronavírus 2019 (COVID-19). Rheumatol Int 40, 1177-1179. https://doi.org/10.1007/s00296-020-04603-7

211. Bobulescu IA, Di Sole F, Moe OW. Na+/H+ exchangers: physiology and link to hypertension and organ ischemia. Curr Opin Nephrol Hypertens. 2005 Sep;14(5):485-94. doi: 10.1097/01.mnh.0000174146.52915.5d PMID: 16046909; PMCID: PMC2861558.

212. Moisieieva NV, Vlasova OV, Miahkokhlib AA. (2024). Aspectos da farmacoterapia com esteróides na infeção por SARS-CoV-2 (revisão da literatura). Experimental and Clinical Medicine, 93(1):9. Insira. https://doi.org/10.35339/ekm.2024.93.1.mvm

213. Fernandes de Souza WD, Fonseca DMd, Sartori A. (2023). COVID-19 e Esclerose Múltipla: Uma Relação Complexa Possivelmente Agravada por Baixos Níveis de Vitamina D. Células., 12(5):684. https://doi.*org/10.3390/cells12050684*

214. Roncati L, Sweidan E, Tchawa C, Gianotti G, et al. (2023). Di Massa G, Siciliano F, Paolini A. Reactivações do vírus do herpes induzidas pelo SARS-CoV-2 e implicações conexas em oncohematologia: Quando a linfocitopenia se instala e a imunovigilância diminui. Microorganismos; 11:9::2223. https://doi.org/10.3390/microorganisms11092223

215. Vasilieva M., Condrea A., Gasnas A., Manea, D., Groppa S. (2021). Complicações neurológicas do Herpes Zoster, durante a convalescença da infeção por COVID-19: Dois casos clínicos European Journal of Neurology; 28(SUPPL1):822. Artigo em Inglês | EMBASE | ID: covidwho-1307832. OMS https://pesquisa.bvsalud.org/global-literature-on-novel-coronavirus-2019-ncov/resource/pt/covidwho-1307832

216. Pleşca Iu., Vasilieva Maria, Turcan E., Cheianu E., Bălănuţa T., Crivorucica I., Groppa Sergiu.(2023). EPV-381. Tuberculose Miliária com Disseminação do Sistema Nervoso Central. Resumos do 9º Congresso da Academia Europeia de Neurologia junho de 2023. Budapeste, Hungria. ePosters. European Journal of Neurology, 30 (S1):783. https://www.ean.org/fileadmin/user_upload/ean/congress-2023/EAN2023AbstractBook.pdf

217. Vasilieva Maria. (2020). Crises epilépticas - manifestação primária na patologia autoimune cerebral. Diagnóstico diferencial entre EM e LES (estudo de caso). In: Congresso dedicado ao 75º aniversário da fundação da Universidade Estadual de Medicina e Farmácia "Nicolae Testemiţanu", 21-23 de outubro de 2020, Chişinău. Chisinau: USMF, R: 377. https://ibn.idsi.md/ro/vizualizare_articol/126055

218. Ciolac D, Racila R, Duarte C, Vasilieva M, Manea D, Gorincioi N, Condrea A, Crivorucica I, Zota E, Efremova D, Crivorucica V, Ciocanu M, Movila A, Groppa SA. Deterioração clínica e radiológica num caso de doença de Creutzfeldt-Jakob após infeção por SARS-CoV-2: Hints to Accelerated Age-Dependent Neurodegeneration. Biomedicines. 2021 Nov 19;9(11):1730. doi: 10.3390/biomedicines9111730 . PMID: 34829958; PMCID: PMC8615966. https://doi.org/10.3390/biomedicines9111730 https://pubmed.ncbi.nlm.nih.gov/34829958/

219. Filimon M., Vasilieva Maria, Titorg T. (2024). Depressão e Ansiedade em pacientes com Epilepsia. O 10º Congresso Internacional de Medicina para

Estudantes e Jovens Médicos. Livro de resumos. Chişinău. República da Moldávia.,379. https://medespera.md/en/books?page=10

220. Racila, Ciolac D., Leahu P., Gasnaş A., Gorincioi N., Chiosa V., Munteanu C., Dragan D., Vasilieva Maria, GROPPA S. MD, PhD, Académico, Professor. (2021). Impulsionando a inibição cortical com Theta Burst TMS em um caso de estado epilético super-refratário. Congresso Internacional "American Clinical Neurophysiology Society 2021 Annual Meeting and Courses". Organizadores - Sociedade Americana de Neurofisiologia Clínica, 10 a 14 de fevereiro de 2021. E-poster., 3
https://www.acns.org/UserFiles/file/am21-eposter-abstracts.pdf

221. Vasilieva Maria. (2022). Epilepsia do lobo temporal resistente a medicamentos devido a esclerose hipocampal. Casos clínicos. O 9º Curso Internacional de Educação de Eilat (ILAE): Tratamento Farmacológico da Epilepsia. Organizadores - ILAE, 3-8 de abril de 2022, Jerusalém, Israel. Apresentação - ePoster.
https://ancd.gov.md/sites/default/files/Raport%20Groppa%20Stanislav%202022%20PDF.pdf

222. Vasilieva Maria, Bejenari I., Groppa S. (2021). Diagnóstico diferencial de cacosmia e disgeusia na pandemia COVID-19. Relatos de casos clínicos. XXV Congresso Mundial Bienal de Neurologia, virtual. Organizadores - Sociedade Italiana de Neurologia, Roma, Itália, 3-7 de outubro de 2021. Diagnóstico diferencial de cacosmia e disgeusia na pandemia de COVID-19. Relatos de casos clínicos. E-poster.
https://ancd.gov.md/sites/default/files/Raport%20Groppa%20Stanislav%202022%20PDF.pdf

223. Vasilieva Maria. (2017). Alterações bioquímicas da qualidade das lágrimas. Vinnitsa (Ucrânia): Materiais XIY na Conferência Internacional de Estudantes. Vinnitsa Ucrânia. 10 de maio de 2017, 34-7.

225. Santo Banerjee, A. Gowrisankar. (2023). Assinaturas Fractais na Dinâmica de uma Epidemiologia. Uma análise da transmissão da COVID-19. Gowrisankar, D. Easwaramoorthy, * R. Valarmathi, P.S. Eliahim Jeevaraj,Christo Ananth e Ilie Vasiliev. Capítulo 7Uma Perspetiva Integrada de Análise de Séries Temporais Fractais para Casos Infectados de COVID-19A.
https://www.routledge.com/Fractal-Signatures-in-the-Dynamics-of-an-Epidemiology-An-Analysis-of-COVID-19/Banerjee-Gowrisankar/p/book/9781032327693

226. Gowrisankar A., Easwaramoorthy D., Valarmathi R., Eliahim Jeevaraj PS., Christo Ananth, Ilie Vasiliev. (2023). Uma perspetiva integrada de análise de séries temporais fractais para casos infectados de COVID-19. Em livro: Santo Banerjee, A. Gowrisankar. (2023).

Assinaturas Fractais na Dinâmica de uma Epidemiologia. Uma Análise da Transmissão da COVID-19. No livro: Santo Banerjee, A. Gowrisankar. (2023). Assinaturas Fractais na Dinâmica de uma Epidemiologia. Uma análise da transmissão do COVID-19. https://www.taylorfrancis.com/chapters/edit/10.1201/9781003316640-7/integrated-perspective-fractal-time-series-analysis-infected-cases-covid-19-gowrisankar-easwaramoorthy-valarmathi-eliahim-jeevaraj-christo-ananth-ilie-vasiliev
227.Tsivgoulis G, Palaiodimou L, Katsanos AH, et al. (2020). Manifestações neurológicas e implicações da pandemia COVID-19. Therapeutic Advances in Neurological Disorders.,13. doi:10.1177/1756286420932036 . No problema em que a Inteligência Artificial de controlo de gestão será especialmente importante
228. Vasilieva I., Vişnevschi A., Vasilieva M., & Vasiliev, I. (2023). A Gestão da Qualidade Total como Preditor da Inteligência Artificial Garante o Marketing Competitivo. Jornal Especial da Academia Médica e Outras Ciências da Vida., 1(8). https://doi.org/10.58676/sjmas.v1i8.47
229. Raghavendra Rao M.V., Vijay Kumar Chennamchetty, MM Karindas, Vasiliev Ilie et al. (2022). A Citation, Distinction, Honor, and Tribute, To Frontline Corona Warriors'. Revista internacional de investigação médica e farmacêutica atual, 08(07):321-325 https://www.academia.edu/108226578/A_CITATION_DISTINCTION_HONOR_AND_TRIBUTE_TO_FRONTLINE_CORONA_WARRIORS
230. M M Karindas, Ilie Vasiliev, Raghavendra Rao, M.V. (2022). A morte de um médico é a morte da comunidade. Indian Journal of Medical and Allied Research, 11:1:1-2 https://www.researchgate.net/publication/364278536_Death_of_a_doctor_is_deat h_of_community_Indian_Journal_of_Medical_and_Allied_Research_httpsijmarin wp-contentuploads2022101pdf
231. Raghavendra Rao, Hitesh Lakshmi Billa, A Rekha, Sireesha Bala et al. (2023). O surto de gripe H3N2 é preocupante como a COVID? Jornal Mundial de Biologia, Farmácia e Ciências da Saúde, 14(01): 020-030. DOI: https://doi.org/10.30574/wjbphs.2023.14.1.0148
232. Cojocaru Victor, Ceban Emil, Vasilieva Irina, Vasilieva Maria, Vasiliev I., et al. (2020). Ressuscitação bem-sucedida da SARS mortal - Cov-2 / COVID19. Bioinformatics & Proteomics Open Access Journal.;4:1. https://medwinpublishers.com/BPOJ/successful-resuscitation-of-deadly-sars-cov2-covid19.pdf

Agradecimentos e apreciações

Um grande amigo, associado e colega dedicado, o principal executivo da Academia, o Professor Vasiliev é um campeão culminante da Academia Mundial de Ciências Médicas (WAMS), cuja virtude, visão e paixão pelo trabalho ultrapassam as medidas. Tendo-o como um verdadeiro membro da Família WAMS, um genuíno Irmão, sinto-me imensamente orgulhoso dele e ilimitadamente feliz por trabalhar com ele partilhando a nossa dedicação para continuarmos juntos a cumprir a nossa visão e deveres para o bem dos povos do Mundo [Vasiliev I. (2017).   Linkedin.   https://www.linkedin.com/in/ilie-vasiliev-a8545392/].

Professor M. Karindas, MD FWAMS.
Presidente da WAMS, a Academia Mundial de Ciências Médicas.

O Dr. Ilie Vasiliev é uma figura de destaque no domínio da medicina. É um dos especialistas romenos de onde vieram o Dr. George Emil Palade, o Dr. Constantin Dulcan e o Dr. Nicolae Paulescu. Entrevista publicada nos meios de comunicação social da Roménia, dos EUA e do Canadá [Gabriel Gherasim. Entrevista com o Doutor Ilie Vasiliev. (2018). Entrevista com o Doutor Ilie Vasiliev, de Gabriel Gherasim, 11/6/2018   articol ... Roménia, EUA e Canadá. https://www.researchgate.net/publication/364253702_USA_Canada_Romania_A_masterpiece_of_the_gold_international_treasury_Roman ians_We_Are_Proud_of_Interview_with_Doctor_Ilie_Vasiliev_MD_Academy_Professor_of_Medicine_The_First_Senior_Vice-President_the_W].

Gabriel Gherasim Master of Arts,
Ciência do Comportamento. Nova Iorque, Estados Unidos da América.

A WAMS é uma criação global do Prof. M. Karindas e o Prof. Ilie Vasillev é a espinha dorsal da Academia e os médicos de vários países como a Austrália, o México, a Índia, o Bangladesh, etc. são os principais actores para manter a paz e a harmonia no mundo. Tenho muita sorte por pertencer a esta academia, com muito amor e paz para todos os que amam e promovem a paz no mundo.

Dr. Professor PhD Kaiser Jamil, Reitor, Escola de Ciências da Vida, e Diretor - Centro de Biotecnologia e Bioinformática no Instituto de Estudos Avançados Jawaharlal Nehru, Hyderabad Instituto de Estudos Avançados Jawaharlal Nehru, Hyderabad St. Francis High School, Secunderabad-India, Louisville, Kentucky, Estados Unidos da América

Pela combinação de humanismo, medicina social e desenvolvimento de uma medicina moderna de sucesso, fui convidado a continuar o trabalho científico no Departamento de Saúde e Higiene Social desde os meus anos de estudante (1977-1983).

Professor MD, PhD, Nicolae Testemiţanu, Chefe do Departamento de Saúde e Higiene Social do Instituto Estatal de Medicina e Farmácia da Moldávia, antigo Ministro da Saúde da Moldávia e Reitor do Instituto Estatal de Medicina e Farmácia da Moldávia. O nome do cientista brilhante e talentoso cujo nome é dado à atual Universidade Estatal de Medicina e Farmácia" Nicolae Testemiţanu"

Devido a um trabalho científico e de investigação criativo e bem sucedido no Laboratório de Pneumologia Experimental de São Petersburgo, sob a orientação do Reitor, o Académico Semyon Simbirtsev, do Chefe do Laboratório, o Académico Nikolai Belyakov, e da Académica Margarita Malakhova, foi-me previsto que viesse a ser *professor*

Vladimir Vanevsky, famoso Professor Brilhante, Doutor em Medicina, Chefe do Departamento de Anestesiologia e Reanimatologia do

Instituto Estatal de Formação Avançada de Médicos de São Petersburgo.

Participou no salvamento da vida de mães e crianças gravemente doentes na Grande Khorezm, integrando uma equipa de cientistas do Instituto Estatal de Sankt - Petersburg para a Formação Avançada de Médicos com Pós-graduação.

Professor académico, MD, PhD, Semyon Simbirtsev Reitor do Instituto Estatal de Formação Avançada de Médicos de São Petersburgo.
Professor MD, PhD, Vladimir Vanevsky, Chefe do Departamento de Anestesiologia e Reanimatologia do Instituto Estatal de Formação Avançada de Médicos de Sankt - Petersburg.

E um agradecimento especial ao Professor MD, PhD Victor Cojocaru Chefe do Departamento de Anestesiologia e Reanimatologia da Universidade Estadual de Medicina e Farmácia "Nicolae Testemiţanu" por salvar minha vida do SARS-CoV-2 fatal [Cojocaru V., Ceban E., Groppa, S., Vasilieva Irina, Vasilieva Maria, Vasiliev Ilie et al. (2020). Como testemunha, salvando sua própria vida do SARS-COV-2/COVID19. Publicado no LinkedIn. WAMS. https://www.linkedin.com/pulse/como-testigo-salvando-su-propia-vida-del-sars-cov-2-covid19-vasiliev/?trackingId=X83PuDsgSYO4LoclU5%2FMMg%3D%3D].

Com gratidão ao Académico, Professor, MD, PhD, Emil Ceban, Reitor da Universidade Estatal de Medicina e Farmácia "Nicolae Testemitanu", Académico, Professor, MD, PhD, Stanislav Groppa e Professor, MD, PhD, Anatolie Vishnevschi pela formação de médicos competitivos, que foram publicados em todo o mundo, Organização Mundial de Saúde, PubMed, Europe PubMed Central e podem ser encontrados em muitas das bibliotecas e livrarias do mundo.

Assim como a gratidão do mundo ao brilhante e talentoso Professor Mark M Karindas, Presidente da Academia Mundial de Ciências Médicas, pelo seu trabalho incansável no desenvolvimento da ciência médica mundial em benefício e em nome da saúde da humanidade mundial [Mark M Karindas. Presidente da Academia Mundial de Ciências Médicas. https://wams.online/our_team/dr-ilie-vasiliev-md/ https://wams.online/about-us/]

Fotografia

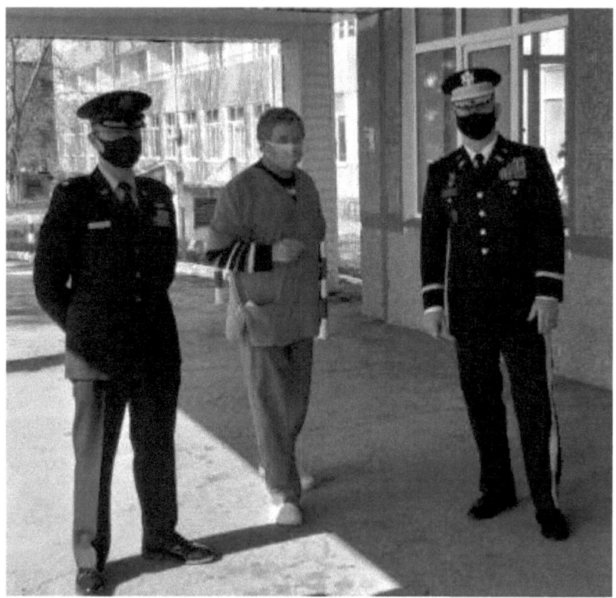

Foto 3: O Professor Doutor Ilie Vasiliev agradece à Embaixada dos EUA pela assistência humanitária prestada por cidadãos americanos que contribuíram com ventiladores pulmonares artificiais contra a pandemia de SARS-CoV-2 na República da Moldávia

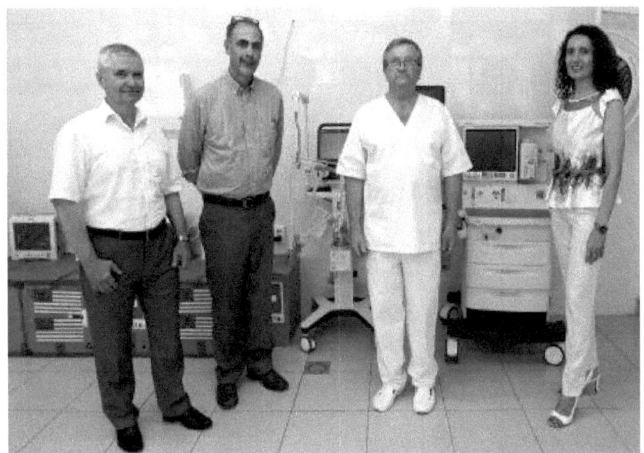

Foto 4. A Organização Mundial de Saúde, o Governo dos Estados Unidos da América, a Agência Suíça para o Desenvolvimento e a Cooperação e o Governo da República Federal da Alemanha doaram um lote de equipamento médico aos hospitais da República da Moldávia.

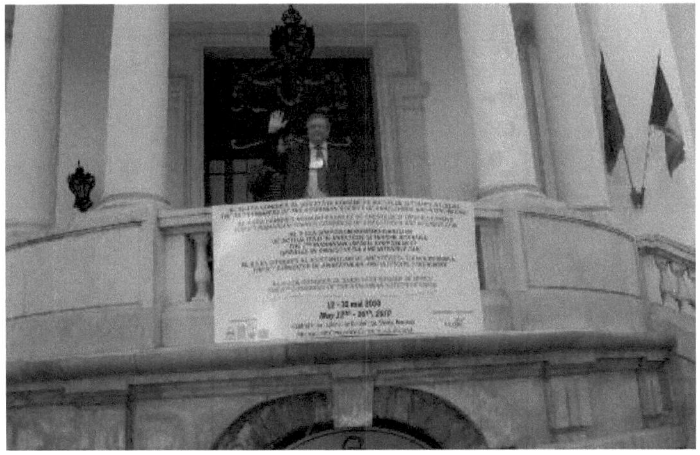

Foto 5. Professor Doutor Ilie Vasiliev. Conferências: O 36º Congresso da Sociedade Romena de Anestesia e Cuidados Intensivos O 4º Congresso Romeno Francês de Anestesia e Cuidados Intensivos 2º Simpósio Romeno Israliano sobre Novidades em Anestesia e Cuidados Intensivos 8º Congresso da Sociedade Romena de Sepsis. Em: Sinaia Roménia 12-16 de maio de 2010

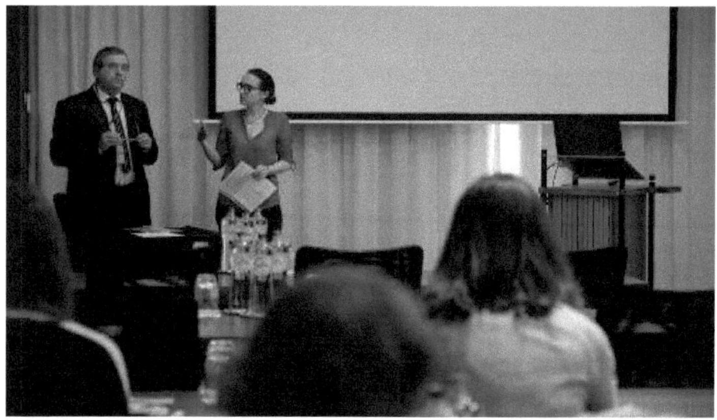

Foto 6. Irina Vasilieva Academia Mundial de Ciências Médicas. Conferência Internacional Biotecnologia Biomarcadores Biologia de Sistemas 04-05 de março de 2019 Amesterdão Países Baixos. Professor MD, FWAMS, Ilie Vasiliev. Professor da Academia de Medicina, Primeiro Vice-Presidente Sénior da Academia Mundial de Ciências Médicas. Decano da Faculdade da Academia Mundial de Ciências Médicas, Presidente do Conselho Geral da Academia Mundial de Ciências Médicas (Conselho Médico Mundial). Presidente do Conselho Mundial de Ciências Médicas da Academia Mundial de Ciências Médicas.

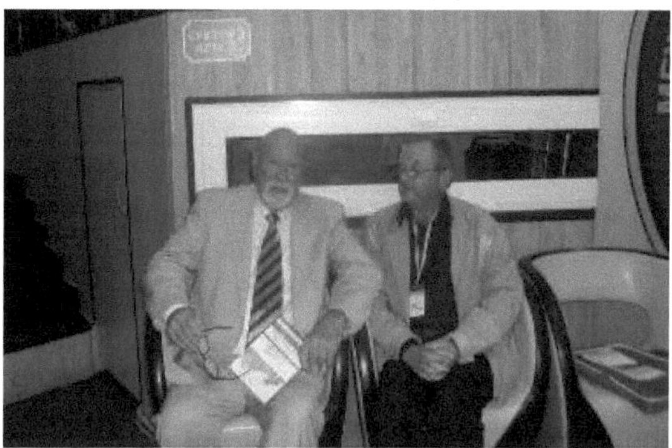

Foto 7. Académico da Academia Ucraniana. Professor Suslov V.V. (kyiv. Ucrânia). I.Vasiliev Professor da Academia Mundial de Ciências Médicas

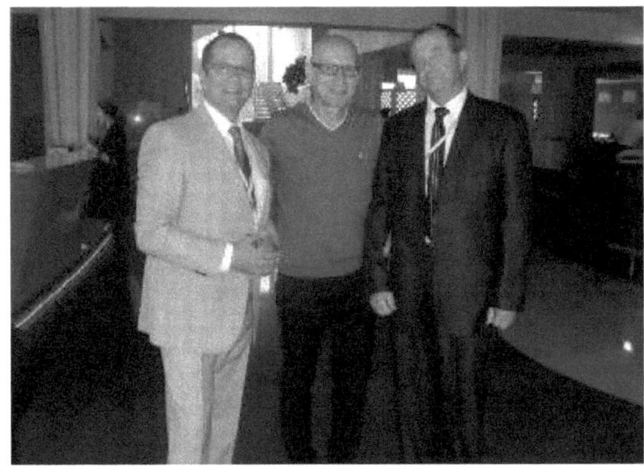

Foto 8. Professor O.Tarabrin (Ucrânia), Professor E.Cumacenko (França), Professor I.Vasiliev Academia Mundial de Ciências Médicas (WAMS)

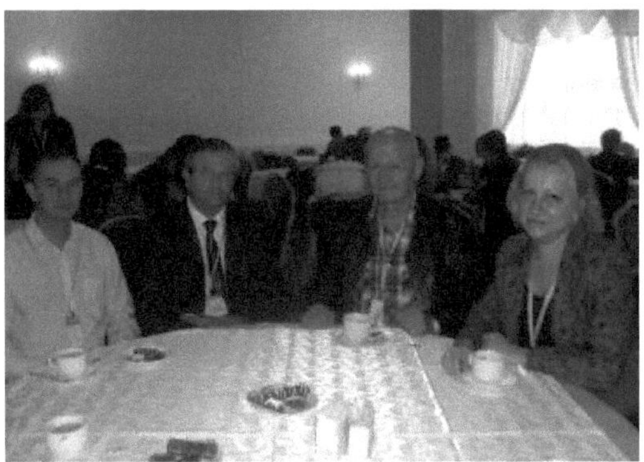

Foto 9. Professor V. Cojocaru (República da Moldávia), Professor I. Vasiliev (Professor da Academia Mundial de Ciências Médicas).

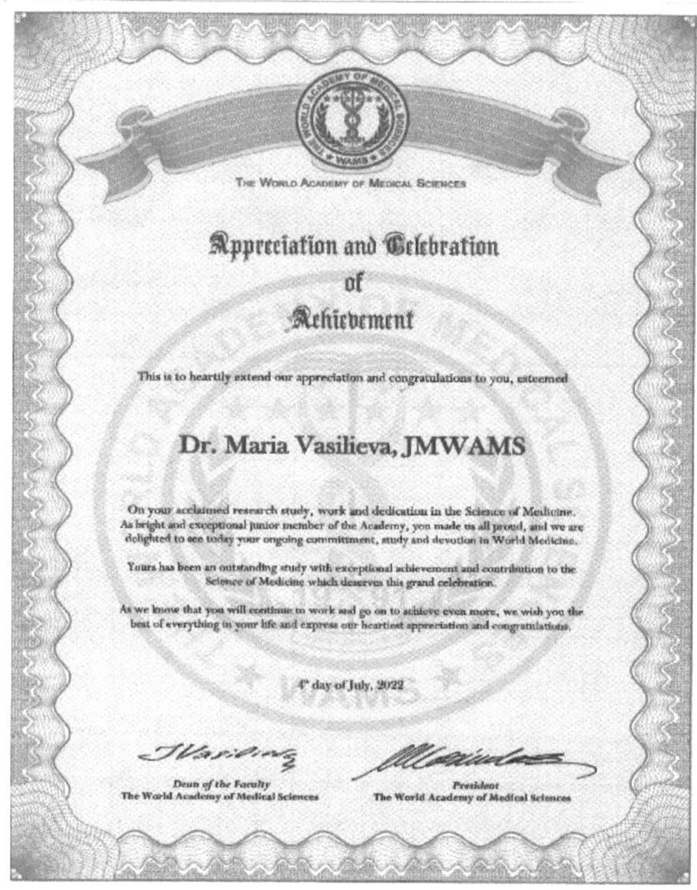

Foto 10. Dr.ª Maria Vasilieva, médica júnior da Academia Mundial de Ciências Médicas, Aprecciação da JMWAMS e Celebração do seu sucesso
https://www.researchgate.net/publication/363832840_Dr_Maria_Vasilieva_Junior _Medical_of_the_World_Academy_Medical_Science_JMWAMS_Aprecciation_ and_Celebration_of_Achicvement

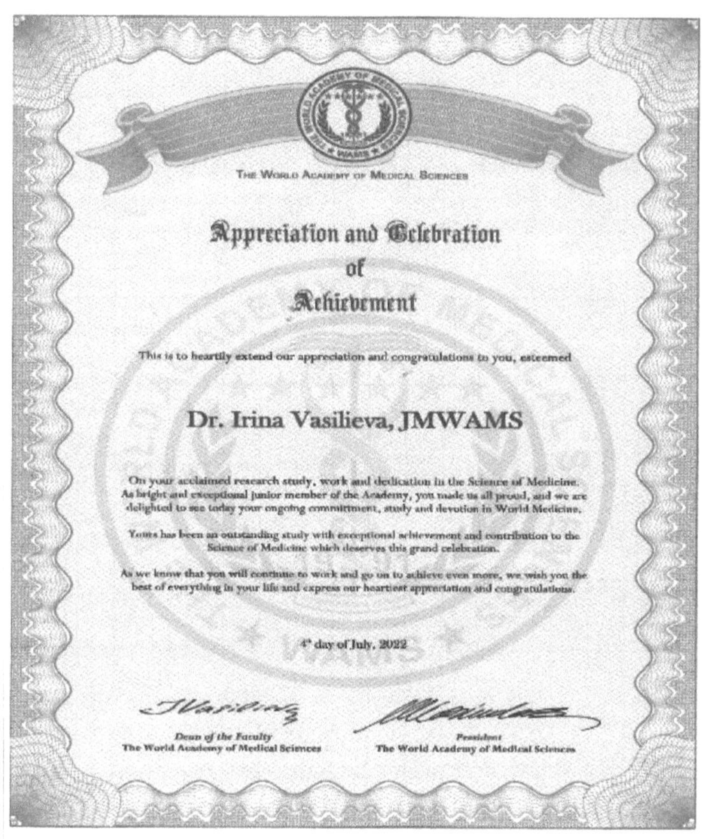

Foto 11.   Dra. Irina Vasilieva, médica júnior da Academia Mundial de Ciências Médicas, Aprecciação da JMWAMS e Celebração do seu sucesso
https://www.researchgate.net/publication/363832753_Dr_Irina_Vasilieva_Junior_Medical_of_the_World_Academy_Medical_Science_JMWAMS_Aprecciation_and_Celebration_of_Achicvement

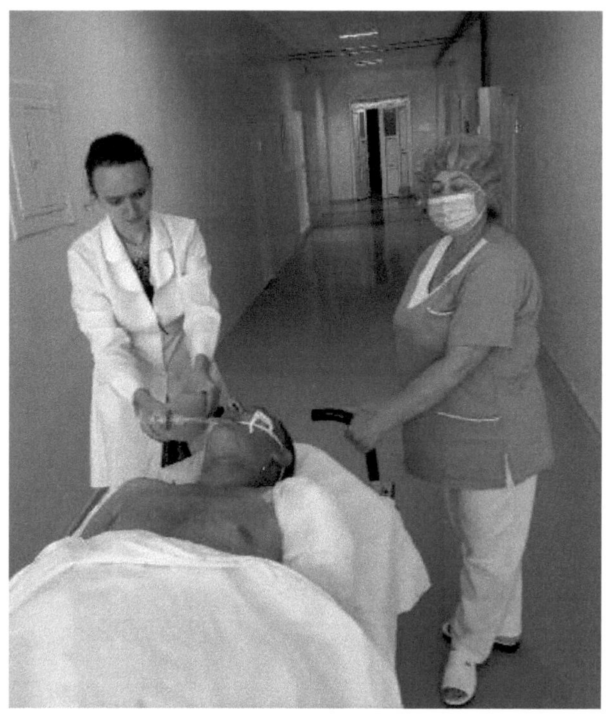

Foto 12. Irina Vasilieva, membro da Academia Mundial de Ciências Médicas, transportou o doente para a ventilação artificial

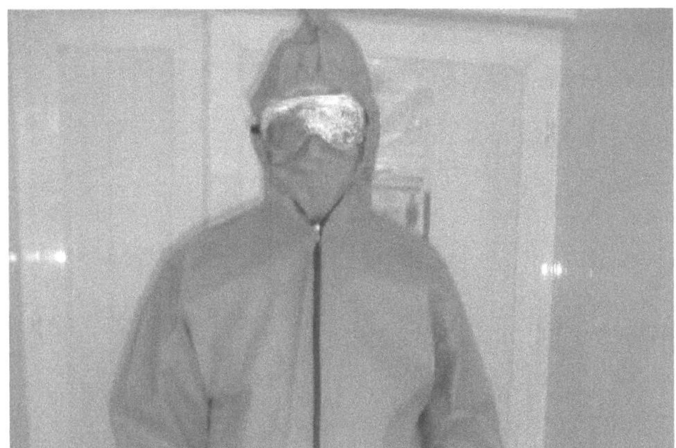

Foto 13. Salvando a vida de pacientes em estado crítico com síndrome de disfunção de múltiplos órgãos devido à COVID-19 SARS-CoV-2. Ilie Vasiliev, Professor de Medicina da Academia de Ciências Médicas da África do Sul (WAMS). Professor de Medicina da Academia, Primeiro Vice-Presidente Sénior da Academia Mundial das Ciências Médicas (WAMS). Diretor da Faculdade, da WAMS. Presidente do Conselho Geral da WAMS (Conselho Médico Mundial).

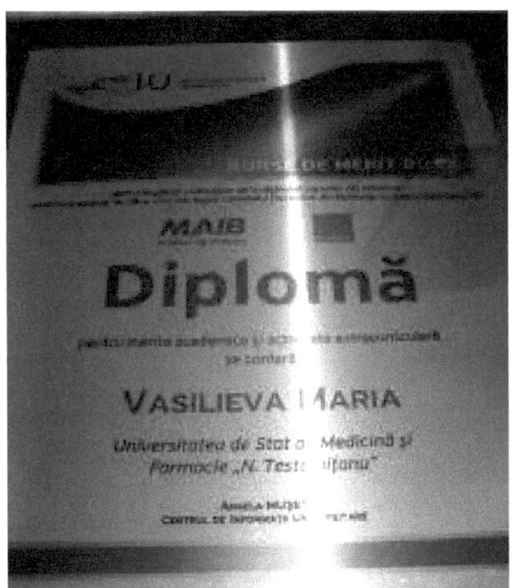

Foto 14. A Bolsa de Mérito pela vitória dos estudos aprofundados atribuída à neurologista, Júnior da Academia Mundial de Ciências Médicas Irina Vasilieva no concurso de 25 Universidades

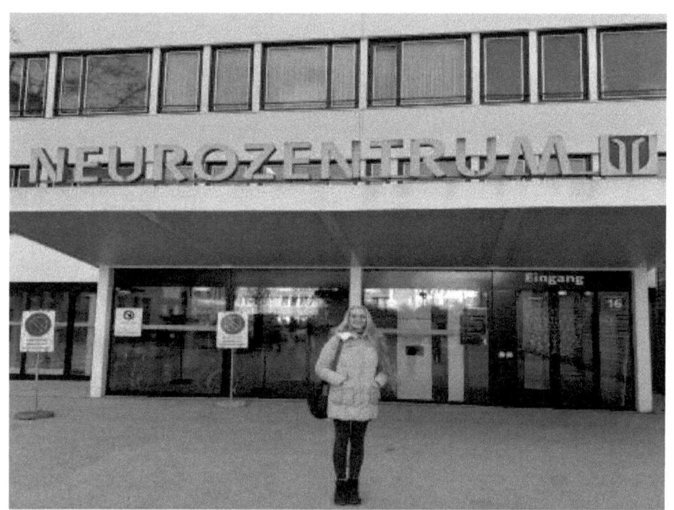

Foto 15. Neurozentro Maria Vasilieva. Suíça. Júnior da Academia Mundial de Ciências Médicas. Coautora do livro. Ilie Vasiliev. Maria Vasilieva. Irina Vasilieva. Molecular pathological biology of Coronavirus infection SARS-CoV-2. Londres. 2023. Diretor Residente. Universidade Estatal de Medicina e Farmácia "Nicolae Testemiţanu"

https://www.researchgate.net/publication/376886306_Ilie_Vasiliev_Maria_Va silieva_Irina_Vasilieva_Molecular_pathological_biology_of_Coronavirus_inf ection_SARS-CoV-2

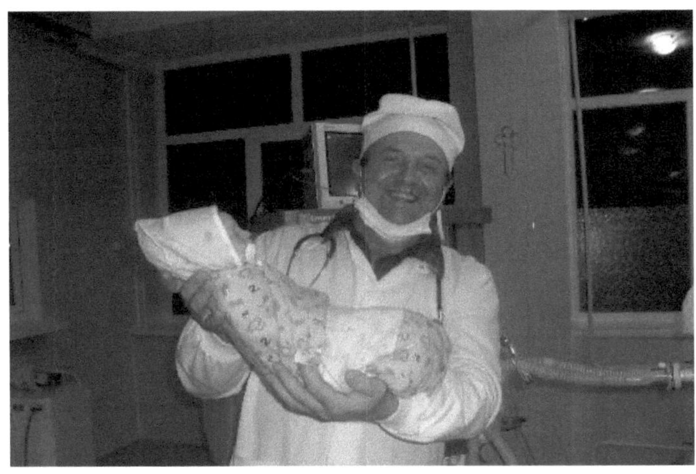

Foto 16. À meia-noite, o Dr. Ilie Vasiliev, como anestesista, administra a anestesia à parturiente, recebe o recém-nascido como neonatologista, que reanima com sucesso o recém-nascido como reanimador (um médico em vez de três)

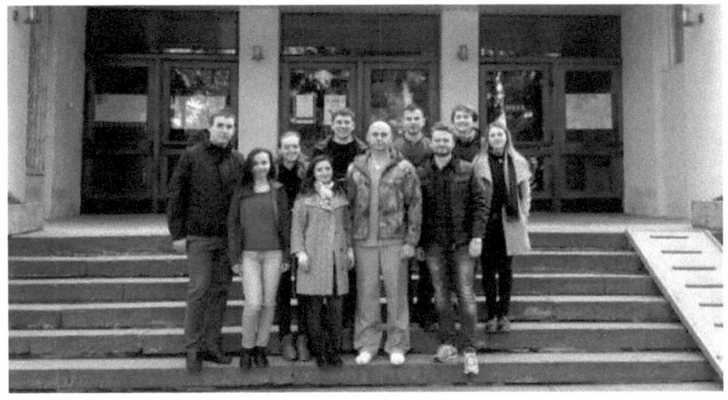

Foto 17. Júnior da Academia Mundial de Ciências Médicas Maria Vasilieva.Vinnitsa Ucrânia 10 de maio de 2017. Maria Vasilieva. Alterações bioquímicas da qualidade das lágrimas. Vinnitsa (Ucrânia): Materiais XIY na Conferência Internacional de Estudantes; 2017. p. 34-7.

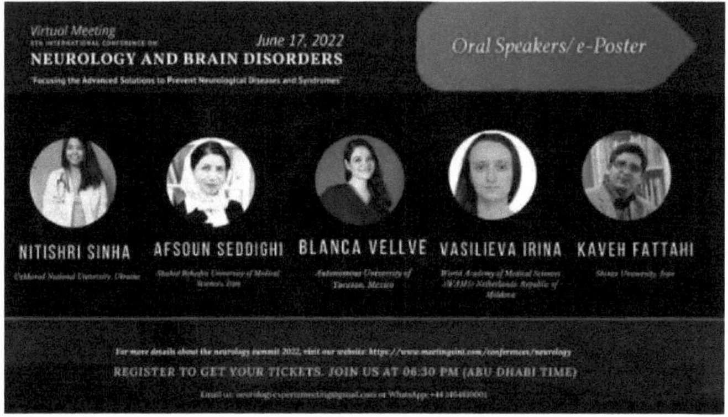

Foto 18. Júnior da Academia Mundial de Ciências Médicas Irina Vasilieva. Abu Dhabi, EAU. Emirados Árabes Unidos.

https://www.researchgate.net/publication/363504421_Irina_Vasilieva_Maria_Vasilieva_The_role_of_social_networks_in_reducing_stress_The_8th_International_Summit_on_Neurology_and_Brain_Disorders_Conference_June_17-18_2022_Abu_Dhabi_UAE_UNITED_ARAB_EMIRAT

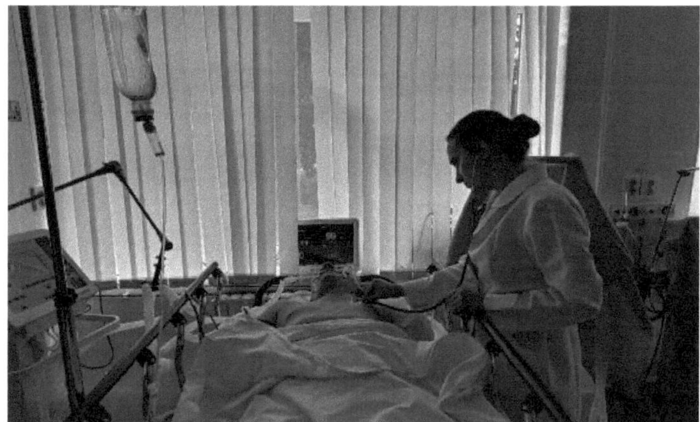

Foto 19. Júnior da Academia Mundial de Ciências Médicas Irina Vasilieva na equipa de reanimação.

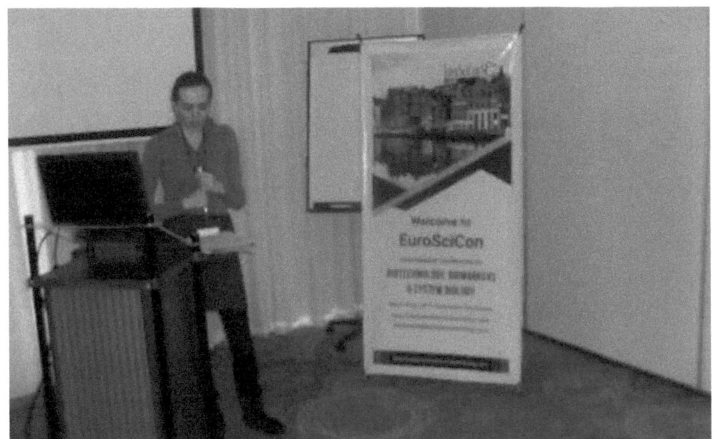

Foto 20. Maria Vasilieva Junior da Academia Mundial de Ciências Médicas. Conferência Internacional Biotecnologia Biomarcadores Biologia de Sistemas 04-05 março 2019 Amesterdão Países Baixos

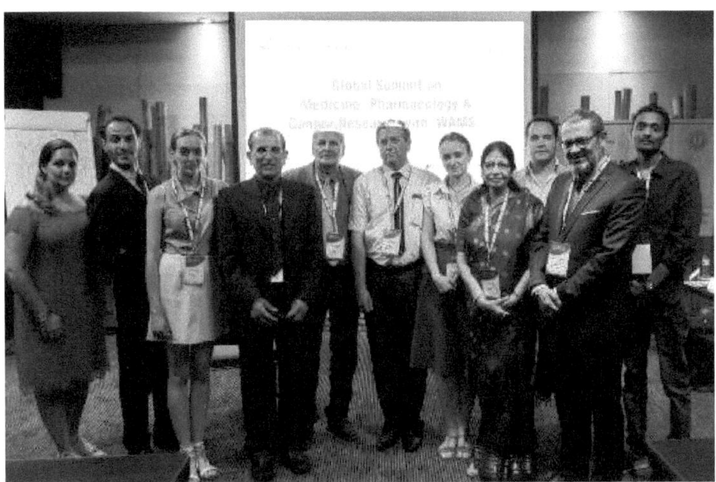

Foto 21. Cimeira Mundial sobre Medicina, Farmacologia e Investigação do Cancro com a WAMS. Barcelona. Espanha 2018

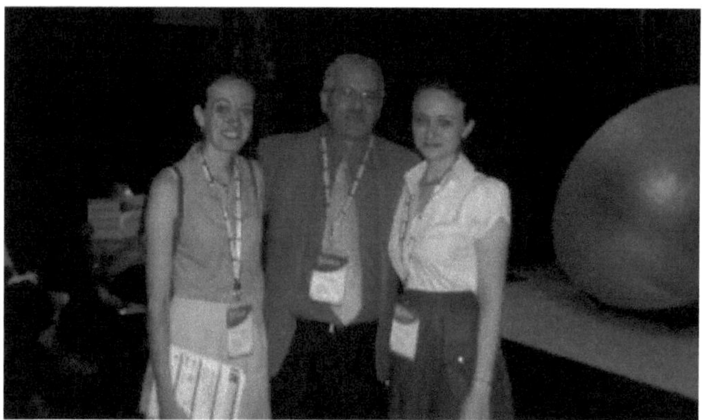

Foto 22. Professor Doutor Mark M Karindas Presidente da Academia Mundial de Ciências Médicas. Maria Vasilieva Junior da Academia Mundial de Ciências Médicas. Irina Vasilieva Junior da Academia Mundial de Ciências Médicas. Cimeira Mundial sobre Medicina, Farmacologia e Investigação do Cancro com a WAMS. Barcelona. Espanha 2018

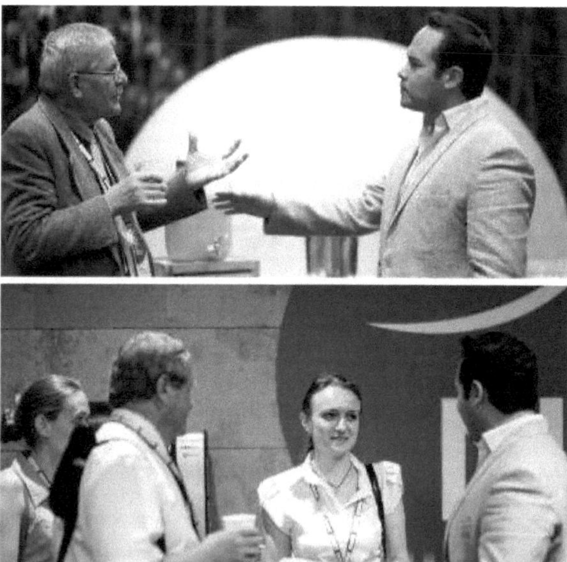

Foto 23. Cimeira Mundial sobre Medicina, Farmacologia e Investigação do Cancro com a WAMS. Barcelona. Espanha 2018. Professor Doutor Mark M Karindas

Presidente da Academia Mundial de Ciências Médicas. Professor Dr. Joel I. Osorio. MD, MS, ABAARM, FAARM, FSCM Fundador e Presidente da REGENERAGE® Elite Clinic | Medicina Regenerativa REGENERAGE® Elite Clinic | Medicina Regenerativa. A Academia Americana de Medicina Anti-Envelhecimento (A4M). St. Charles, Illinois, Estados Unidos da América. Irina Vasilieva Junior da Academia Mundial de Ciências Médicas. Maria Vasilieva Junior da Academia Mundial de Ciências Médicas. Professor MD, FWAMS, Ilie Vasiliev.

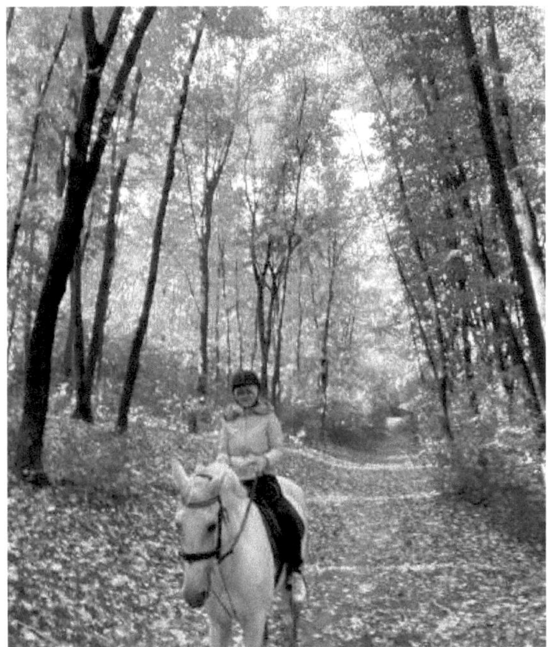

Foto 24. Irina Vasilieva Junior da Academia Mundial de Ciências Médicas, uma combinação harmoniosa de trabalho intelectual e lazer ativo nos desportos equestres

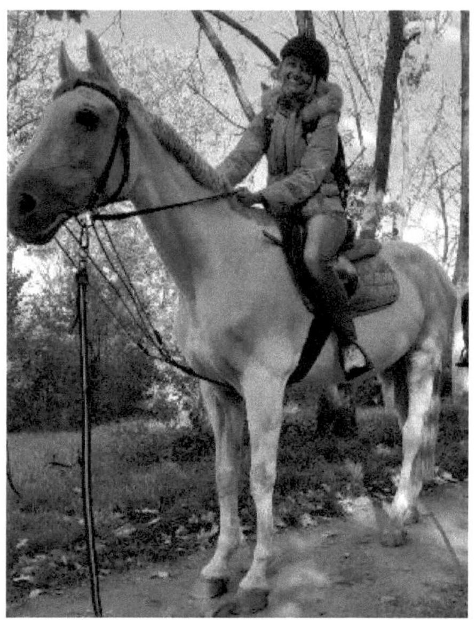

Foto 25. Maria Vasilieva Junior da Academia Mundial de Ciências Médicas, uma combinação harmoniosa de trabalho intelectual e lazer ativo nos desportos equestres

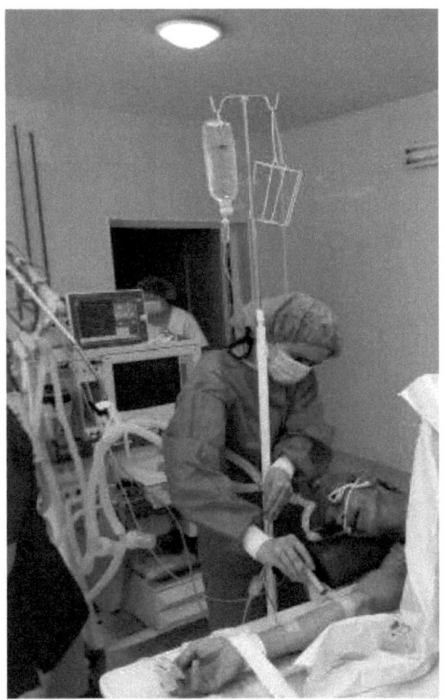

Foto 26. Irina Vasilieva Junior da Academia Mundial de Ciências Médicas, no bloco de anestesiologia e cuidados intensivos

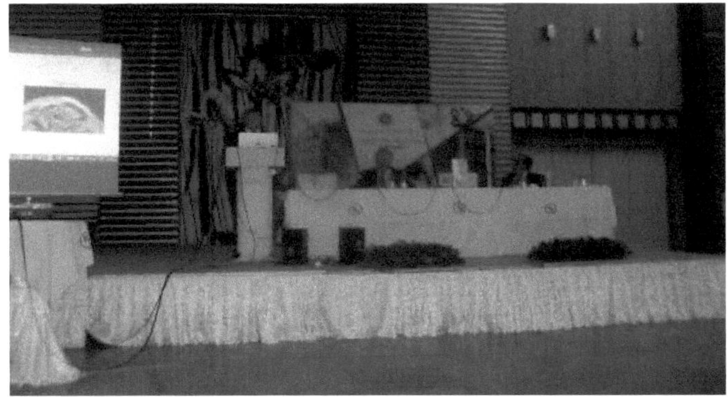

Foto 27. O Professor da Academia WAMS MD Ilie Vasiliev, apresenta ao Congresso Internacional de Obstetrícia e Ginecologia da República da Moldávia o material científico sobre a ausência de mortalidade materna na emergência

obstétrica há mais de 40 anos. Moderadores da Sessão Científica do Congresso, Professor dos EUA Frank A. Chervenak e Professor da República da Moldávia Valentin Friptu
https://www.researchgate.net/publication/354372196_National_Congress_With_I nternational_participation

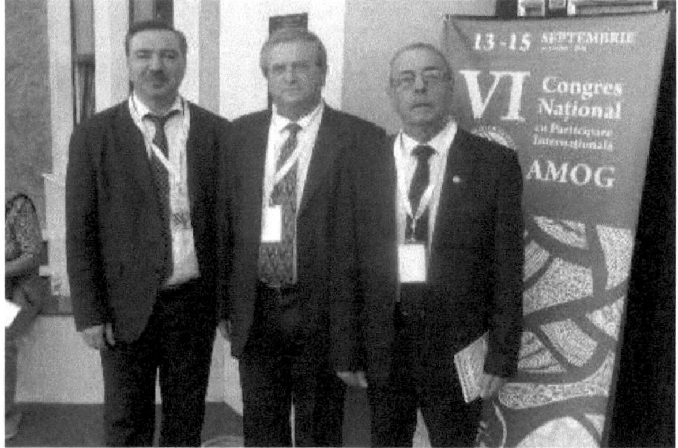

Foto 28. Diretor do Instituto da Mãe e da Criança da República da Moldávia, Professor S. Gladun, e Professores I.Vasiliev e M.Rotaru no Congresso Internacional de Obstetrícia e Ginecologia da República da Moldávia

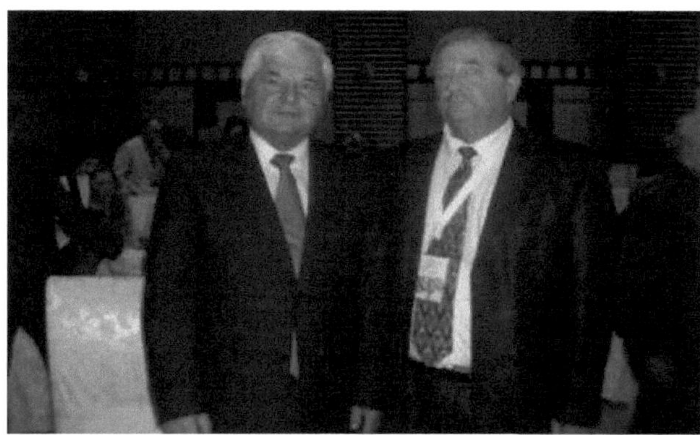

Foto 29. Académico Prof. A.Makatsarya (Moscovo. Rússia) e Academia Prof WAMS I.Vasiliev Chişinău 2018

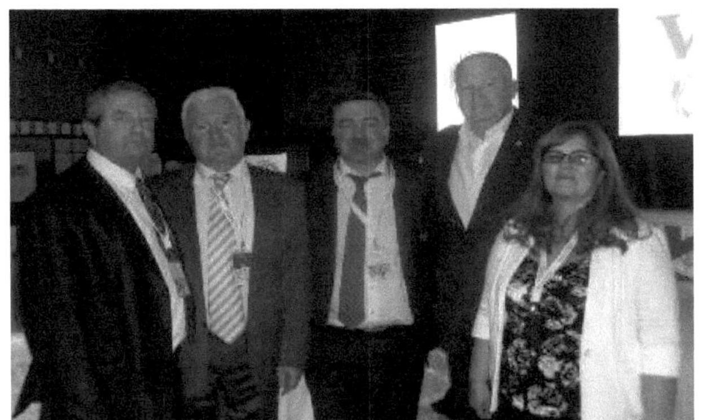

Foto 30.   Prof. I.Vasiliev WAMS & N.Suciu Roménia & S.Gladun, V.Diug Moldávia & membro do Parlamento da República da Moldávia 2018 Chişinău

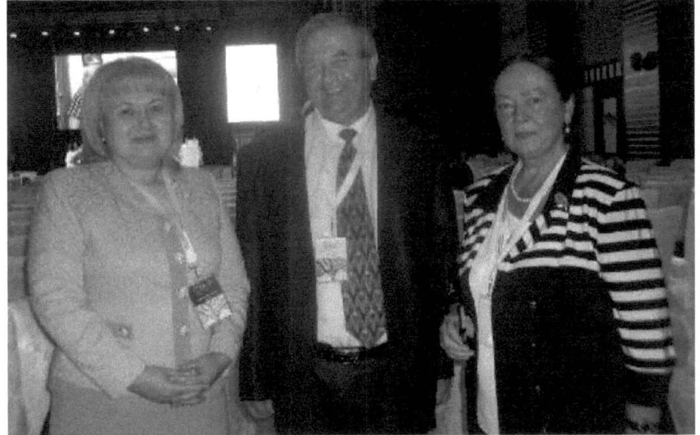

Foto 31. Professor O.Cernețchi, I.Vasiliev (WAMS), M.Poclitari Congresso Moldávia 2018

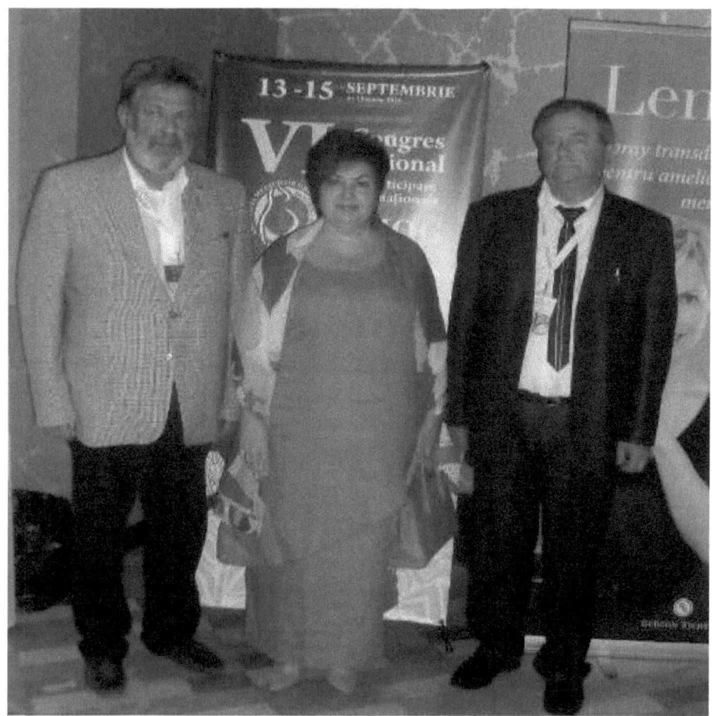

Foto 32. Professor Efim Shifman Presidente da Sociedade de Anestesia Obstétrica e Cuidados Intensivos (Federação Russa) e Prof WAMS I.Vasiliev. Congres Moldova 2018

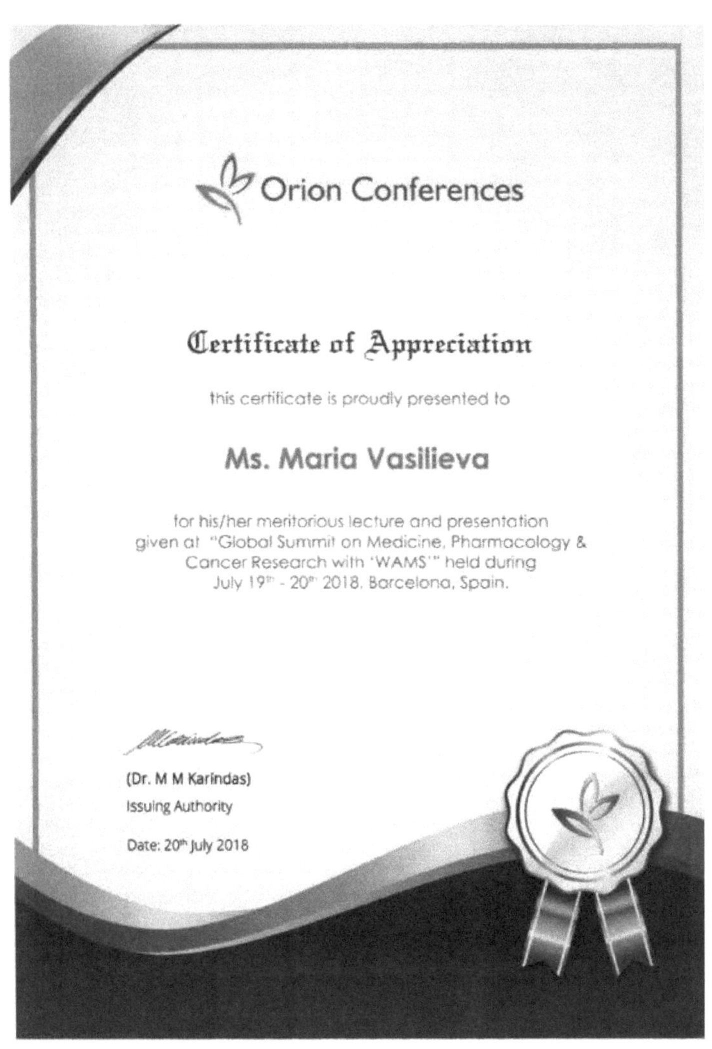

Foto 33.
https://www.researchgate.net/publication/362906754_Certificate_of_Appreciation
_Maria_Vasilieva_Barcelona_Spain_Juli_2018

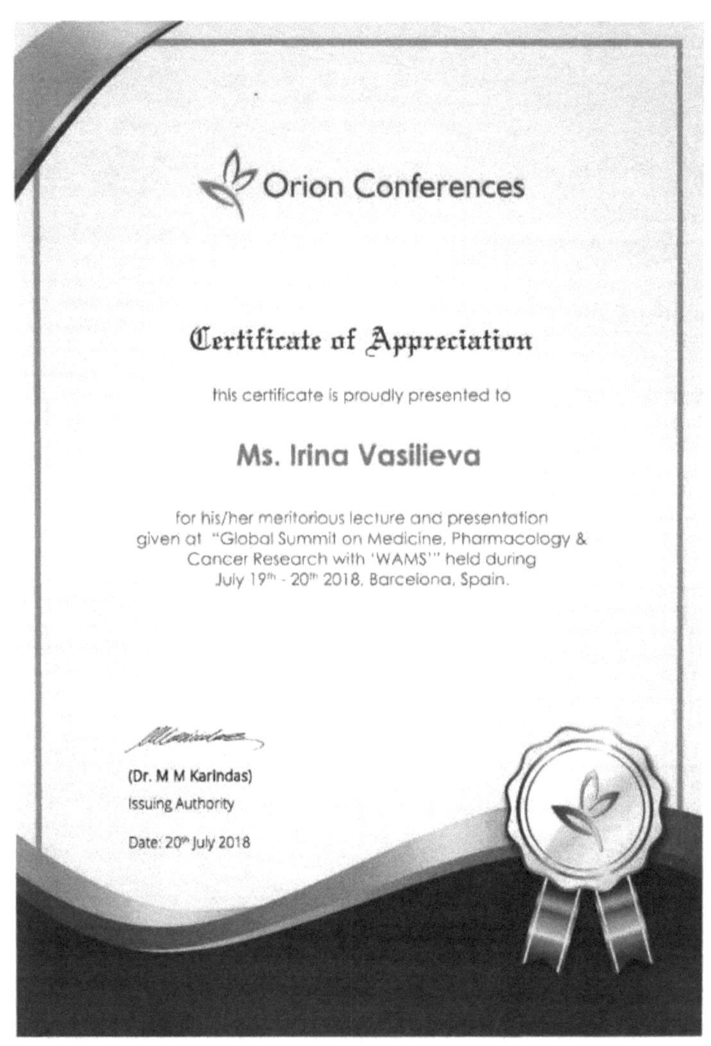

Foto 34.
https://www.researchgate.net/publication/362907032_Certificate_of_Appreciation
_Irina_Vasilieva_Barcelona_Spain_Juli_2018

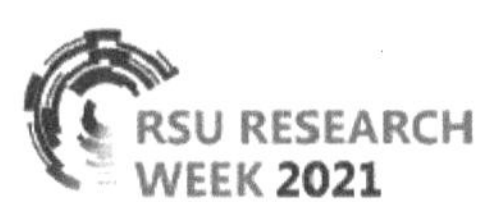

CERTIFICATE

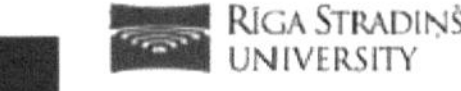

Foto 35. Certificado de Irina Vasilieva. Semana da Investigação 2021. março, 2021 Riga. Letónia

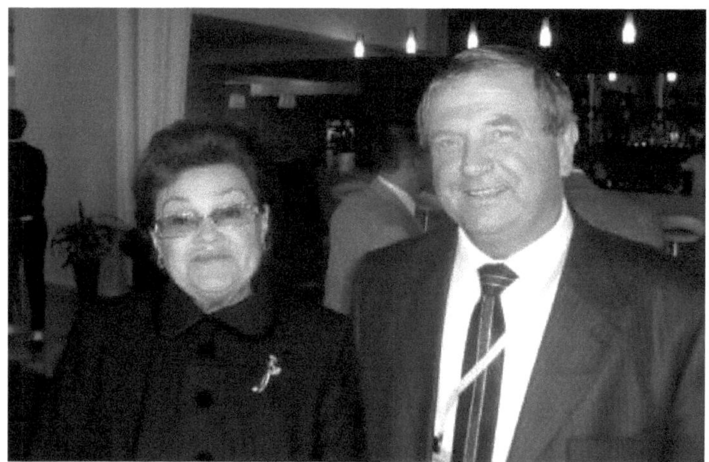

Foto 36. No Congresso de Anestesiologistas - Reanimatologista e Hemostaseologia de Odessa (Ucrânia). Professor da Academia Mundial de Ciências Médicas, MD Ilie Vasiliev, e Professor MD. PhD, L. V. Novitskaya-Usenko, membro correspondente da Academia Nacional de Ciências da Ucrânia e da Academia Nacional de Ciências Médicas da Ucrânia.

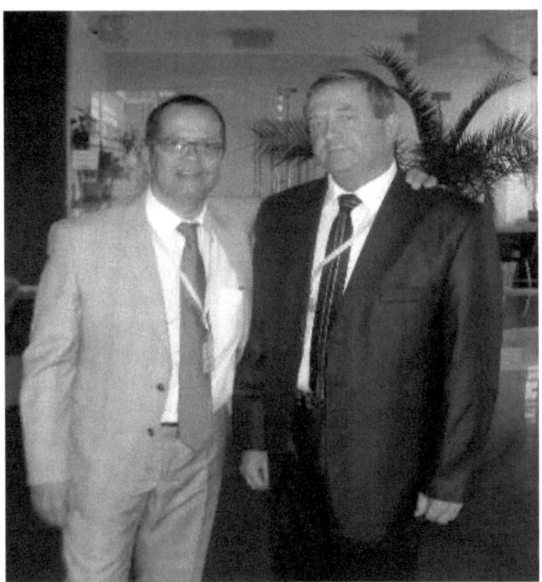

Foto 37. Professor da Academia MD Ilie Vasiliev e Professor O. Tarabrin (Odessa, Ucrânia). Congresso Internacional de Hemostasiologia, Anestesiologia e Cuidados Intensivos Pérola do Mar Negro, 25-27 de setembro de 2014, Odessa.

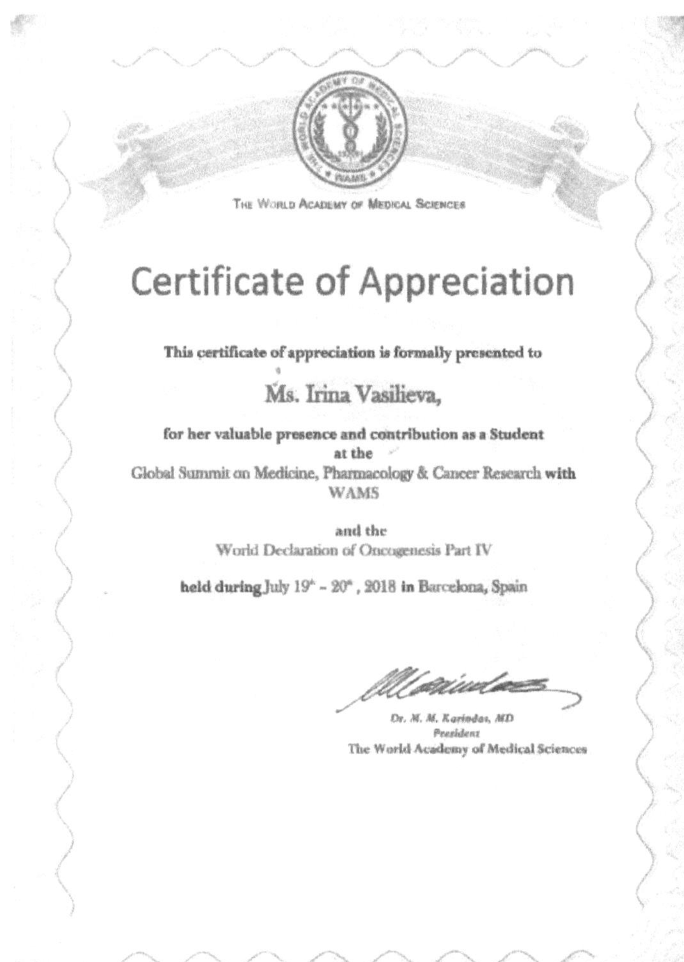

Foto 38.
https://www.researchgate.net/publication/362906960_Irina_Vasilieva_Certifi cate_of_Appreciation_Spain_Barcelona_2018

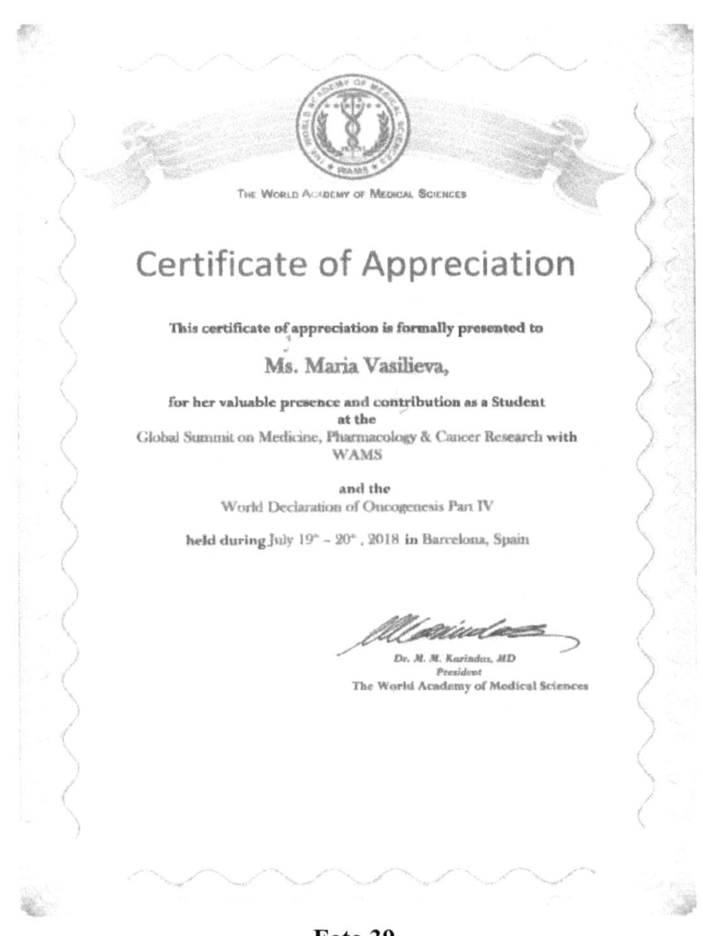

Foto 39.
<u>https://www.researchgate.net/publication/362906750_Vasilieva_Maria_Certificate_of_Appreciation_Spain_Barcelona_2018</u>

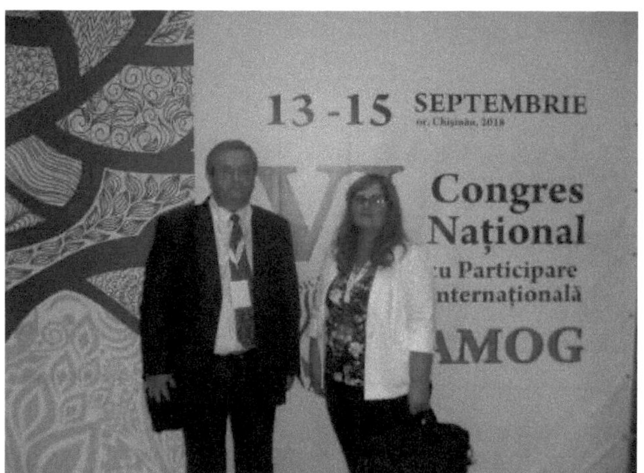

Foto 40. Academia Prof. WAMS I.Vasiliev&V.Diug Gestor do Programa no Congresso Internacional de Obstetrícia e Ginecologia da República da Moldávia. Chișinău 2018

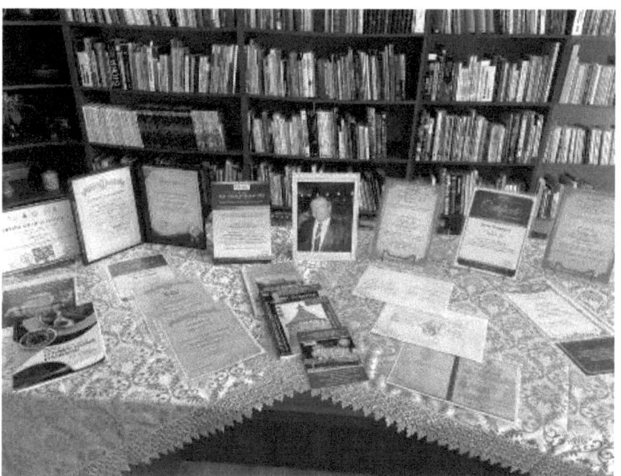

Foto 41

https://www.researchgate.net/publication/378517081_Moldovan_Libraries_are_following_with_interest_the_book_spread_all_over_the_world_published_in_England_by_the_authors_Ilie_Vasiliev_Maria_Vasilieva_Irina_Vasilieva_2023_Molecular_pathological_biology

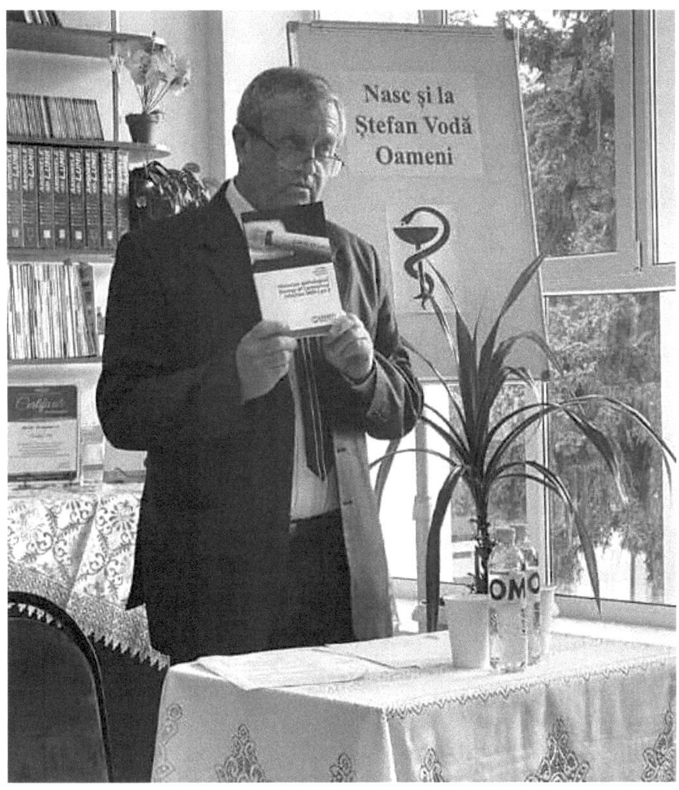

Foto 42.   Ilie Vasiliev. Maria Vasilieva. Irina Vasilieva. Biologia patológica molecular da infeção por Coronavírus SARS-CoV-2.
https://www.researchgate.net/publication/376886306_Ilie_Vasiliev_Maria_Vasilieva_Irina_Vasilieva_Molecular_pathological_biology_of_Coronavirus_infection_SARS-CoV-2

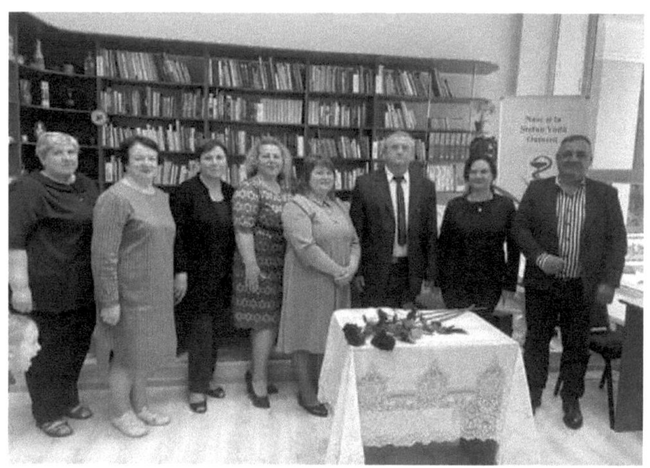

Foto 43.   17 de abril de 2024. Na Conferência Genérica "Pessoas nascidas em Stefan Voda" foi também apresentado o livro publicado na Grã-Bretanha. Ilie Vasiliev. Maria Vasilieva. Irina Vasilieva. Molecular pathological biology of Coronavirus infection SARS-CoV-2 (Biologia patológica molecular da infeção por coronavírus SARS-CoV-2). Londres. 2023. Na véspera do Dia Internacional do Livro e dos Direitos de Autor ou Dia Internacional do Livro, que se celebra anualmente a 23 de abril e é organizado pela UNESCO para promover a leitura, a edição e os direitos de autor.

https://www.researchgate.net/publication/379893557_The_authorities_of_the_Re public_of_Moldova_represented_by_the_Mayor_Vlad_COCIU_the_Chairman_of _the_Library_Aurelia_VRABIE_and_the_citizen_participants_appreciated_the_B ook_as_a_scientific_masterpiece_

ROMÂNI CU CARE NE MÂNDRIM

Interviu cu Doctorul Ilie Vasiliev, Prim Superior Vice–Președinte al Academiei Mondiale de Științe Medicale

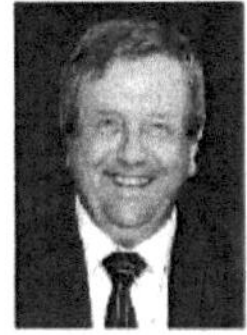

Dr. Ilie Vasiliev

Motto: "Medicina e știință la pacientul curabil și e artă la pacientul incurabil."

Interviu de Gabriel Gherasim

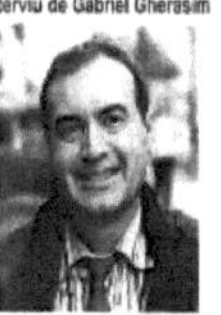

"Mentorul meu din România este Profesorul Academician Dr. George Litarczek, Patriarhul ATI (Anestezie Terapie Intensivă) al României, născut la Boston." Doctorul Ilie Vasiliev este o somitate în domeniul medicinei. Este unul dintre acei specialiști români din care au provenit Dr. George Emil Palade, Dr. Constantin Dulcan și Dr. Nicolae Paulescu.

* * *

GABRIEL GHERASIM: Stimate domnule Doctor Vasiliev, mulțumim pentru posibilitatea de a da șansă cititorilor noștri să vă cunoască și de a schimba idei în privința medicinei din Centrul-Estul Europei. Vă rog să ne dați câteva date biografice despre dumneavoastră.

Dr.ILIE VASILIEV: Sunt absolvent al Institutului de Medicină din Chișinău, specialitatea Anestezie Terapie Intensivă (ATI). Am activat doi ani la Catedra de ATI din Sanct-Petersburg. Am participat la reducerea mortalității mamei și copilului în Asia Mijlocie. Am avut contact științific cu Profesorul Academician Dr.George Litarczek, Patriarhul ATI (Anestezie Terapie Intensivă) al României, cu savanți din Kiev, Moscova, St.Petersburg, București. Activez pe specialitate de 35 de ani. Am publicat în România, SUA, Moldova, Federația Rusiei, etc.

Sunt respectat de comunitatea științifică mondială a Academiei Mondiale de Știința Medicale și recunoscut în grade și titluri științifice și organizatorice internaționale.

MD.Academy Professor of Medicine. The First Senior Vice-President the World Academy of Medical Sciences, The Chairman of the General Council of the World Academy of Medical Sciences (World Council), The Chairman of the "WAMS Moldovan National Committee", Senior Executive Board Member of the World Academy of Medical Sciences, Senior Fellow of the Academy of the World Academy of Medical Sciences, Full Membership of the "Academy Faculty", Executive Board Membership of the WAMS' International Medical Research Council (IMREC), Chief Executive Officer Research Port.

G.G.: De ce ați ales medicina ca profesie și în ce măsură vedeți medicina ca știință, dar și ca ...artă?

Dr I.V.: Din copilărie aveam atragerea de a îngriji bolnavi. Medicina o văd ca știință la pacientul curabil și ca artă la pacientul incurabil.

G.G.: Ce aspecte ale mediului etnic-socio-economico-cultural din viața dumneavoastră v-au influențat modul în care trăiți și practicați medicina?

Dr.I.V.: Deficitul resurselor umane medicale în spațiul între Nistru și Prut.

G.G.: Vorbiți câteva limbi străine, ceea ce înseamnă că ați și citit și cercetat modul de a face medicina în aceste lumi. Unde credeți că medicina românească poate ameliora și influența școala din alte părți ale lumii?

Dr.I.V.: Din fiecare colț al Globului și în fiecare loc, oriunde, prin telemedicina on-line.

G.G.: Din țările (neo)comuniste aflăm des despre recoltarea de organe și 'distribuirea' lor (contra cost) pacienților din țările bogate. Astfel, în anii 90', Moldova schimba rinichi cu Israelul contra dializare și în același timp a fost un scandal mare cu specialiști și a existat chiar o Axă a Răului între Moldova-Israel-SUA, unde intermediari din Israel negociau cu români din Basarabia vânzarea de rinichi (la prețuri derizorii pentru donatori), pe care mai apoi îi vindeau la sume enorme pacienților din SUA. Aceasta este o practică condamnabilă care, însă, continuă în China comunistă, unde sunt prizonieri politici (în particular Falung Gong, Uiguri și Tibetanii) cărora li se prelevează organele vitale care sunt vândute pacienților din țările bogate. Trebuie să menționat că aceste crime se fac în spitale din China, construite de ..Occident. Cum poate un doctor să rămână în domeniul medical credincios principiului Primum Non Nocere (întâi să nu vătămam), în contextul în care integritatea sa este amenințată aproape zilnic de către lăcomiile legale și ilegale ale intereselor locale și internaționale?

Dr.I.V.: Odată cu succesul doctorului Christiaan Neethling Barnard de transplant reușit de cord, își start au apărut două probleme esențiale de conflict continuu: donatorul și târgul, dar care sunt legi și reglementate. Despre cele aflate în spațiul chirurgilor, cu implicarea politicului, am rămas șocat, deoarece contravin principiilor medico-umanitare. Mulțumim jurnaliștilor care au făcut cazurile transparente, cunoscute pe plan larg. Mă îmspeimez cu ce a rămas inedit cu privire la propunerea creării porcinei transgene ca purtătoare de xenoorgane.

Viitorul în transplantologie îl dau organele artificiale, unde va dispărea donatorul, dar nu și prețul, spre marele nostru regret.

G.G.: În aceeași ordine de idei, văzusem că s-a interzis doctorilor de a acorda avorturi femeilor interesate în această procedură (cu pedeapsă de închisoare în caz contrar) în timpul dictaturii comuniste a lui Ceaușescu din anii '80. Și...în prezent, din păcate, există eforturi ale guvernului controversat de la București de a forța doctorii în acordarea avortului. În ciuda situațiilor când doctorii obiectează din considerente etice (din nou, pedeapsa ar fi închisoarea). După părerea dumneavoastră, cum poate promova guvernul unui stat progresul medicului profesionist prin prisma liberului arbitru al specialistului însuși?

Dr.I.V.: Specialistul și pacienta trebuie să activeze doar în baza acordului informativ reciproc semnat, conform legislației în vigoare, și al umanismului. Intervenția politicului este abuzivă.

G.G.: Care credeți că este influența toxică a industrializării forțate comuniste asupra precipitării bolilor și/sau a mortalității premature a pacienților din țările (neo)comuniste (începând cu apa, pământul și aerul)? Ce ar trebui făcut pentru remedierea mediului înconjurător în acest sens?

Dr.I.V.: Aplicarea pe larg a compusului chimic C14H9Cl5 Dichlorodiphenyltrichloroethane, cunoscut sub termenul general DDT de către ex-URSS a lăsat consecințe drastice de sănătate publică și salbă. Aici politicul își pierde loco-regionalizarea, deoarece poluarea mediului provoacă o mulțime de afecțiuni noxive, imunosupresive, cancerogene ecc.(vezi radiația de la Cernobîl adusă de nori, etc.

G.G.: Care este cea mai frumoasă și mișcătoare experiență pe care ați avut-o ca doctor?

Dr.I.V.: Absența mortalității obstetricale pe parcurs de 35 de ani de activitate în urgența anestezie-terapia intensivă la o mulțime de cazuri critic-terminale.

G.G.: Care este cea mai tristă experiență pe care ați avut-o ca doctor?

Dr.I.V.: Pierderea proiectului meu (furtul intelectual) de a crea un departament de tehnologii medicale novațiale.

G.G.: Ce este The World Academy of Medical Sciences al cărei Prim Superior Vice-Președinte sunteți?

Dr.I.V.: Sunt Vice-Președinte al Academiei Mondiale de Știinte Medicale (the First Senior Vice-President the World Academy of Medical Sciences). Academia Mondială de Științe Medicale este preocupata cu progresul și transparența științei medicale în fiecare tară. În numele umanismului. Foarte intens este și studiul cancerului.

G.G.: Ce planuri aveți pe viitor?

Dr.I.V.: Să muncesc intens salvând o mulțime de vieți umane, ceea ce am și făcut timp de 35 de ani.

G.G.: Ați mai avea de adăugat și altceva pentru cititorii noștri?

Dr.I.V.: Sănătate la infinit!

___

Foto 44.

https://www.researchgate.net/publication/364253702_USA_Canada_Romania_A_masterpiece_of_the_gold_international_treasury_Romanians_We_Are_Proud_of_Interview_with_Doctor_Ilie_Vasiliev_MD_Academy_Professor_of_Medicine_The_First_Senior_Vice-President_the_W

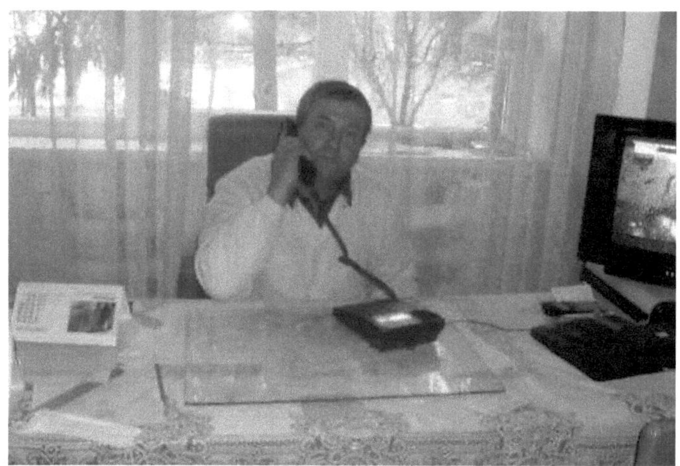

Foto 45. O Professor Doutor Ilie Vasiliev durante o serviço de anestesiologia, cuidados intensivos e reanimatologia

Professor MD, FWAMS, Ilie Vasiliev. Professor da Academia de Medicina, Primeiro Vice-Presidente Sénior da Academia Mundial de Ciências Médicas. Decano da Faculdade da Academia Mundial de Ciências Médicas. Presidente do Conselho Geral da Academia Mundial de Ciências Médicas (Conselho Médico Mundial). Presidente do Conselho Mundial de Ciências Médicas da Academia Mundial de Ciências Médicas. Presidente do Conselho Nacional da Moldávia da WAMS, Comité de Segurança do Coronavírus da WAMS. Fellow da Academia, membro do Conselho Executivo da WAMS. Membro do Conselho Científico Internacional da WAMS. Membro do Conselho de Educação e Formação da WAMS. Membro do conselho editorial do World Academy of Medical Sciences Journal. Membro sénior do Conselho Executivo da Academia Mundial de Ciências Médicas. Membro sénior da Academia Mundial de Ciências Médicas, membro sénior do corpo docente da Academia. Membro do Conselho Executivo Sénior da WAMS. Conselho Internacional de Investigação Médica. Diretor Executivo da Research Port. Presidente da sessão Conferência

Internacional sobre Biotecnologia, Biomarcadores, Biologia de Sistemas, 2019. Amesterdão, com a apresentação da informação principal e da Cimeira Global sobre Medicina, Farmacologia, Investigação do Cancro com a WAMS Barcelona, Espanha 2018, bem como muitas outras apresentações relevantes de ciências biomédicas em conferências e publicadas na PubMed Central USA, Europe PubMed Central, Organização Mundial de Saúde, Washington State University USA. Amesterdão, Países Baixos. Elsevier. Hungria. Universidade Eötvös Loránd. Chicago. Dicas e truques de escrita da Citation Machine® USA. Londres. REINO UNIDO. KATALOG DER DEUTSCHEN NATIONALBIBLIOTHEK FRANKFURT am MAIN, LEIPZIG Alemanha, Buchhandlung Schwericke Alemanha, St Charles City-County Library EUA, Harvard Library EUA, University of Montana EUA, American, European Journals, UE, EUA, Universidad Veracruzana, Descubridor de Recursos Electrónicos (México), Rússia, Ucrânia, Moldávia, Roménia, Canadá, Austrália, França, Itália, Alemanha, Hungria, Polónia, Suíça, Índia, Japão, Espanha, Turquia, Israel, Reino Unido, Emirados Árabes Unidos, América do Sul, Acemap: Academic Map & Academic Search, Ásia Central e outros, Canberra Hospital Canberra, المكتبة الرقمية السعودية, Saudi Digital Library, The Australian Capital Territory, Austrália. AMiner China Knowledge Centre for Engineering Science and Technology. 中國工程科學技術知識中心. Trabalhos científicos traduzidos para inglês, francês, romeno, polaco, sueco, dinamarquês, espanhol, italiano, checo, norueguês, eslovaco, português, húngaro, chinês, árabe, ucraniano, turco, russo e outras línguas do mundo. Trabalhos científicos com estatuto OA "Gold" e "Bronze", Swiss School of Business Research. . livros electrónicos e textos Internet Archive Bibliotecas americanas. Bibliotecas canadianas. Biblioteca Universal. Projeto Gutenberg. Biblioteca para Crianças. Biblioteca do Património da Biodiversidade. Livros por idioma.

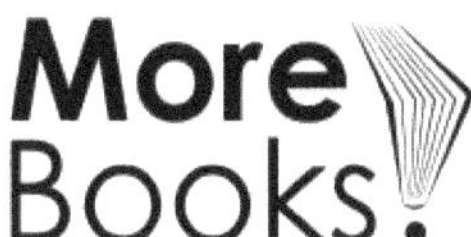

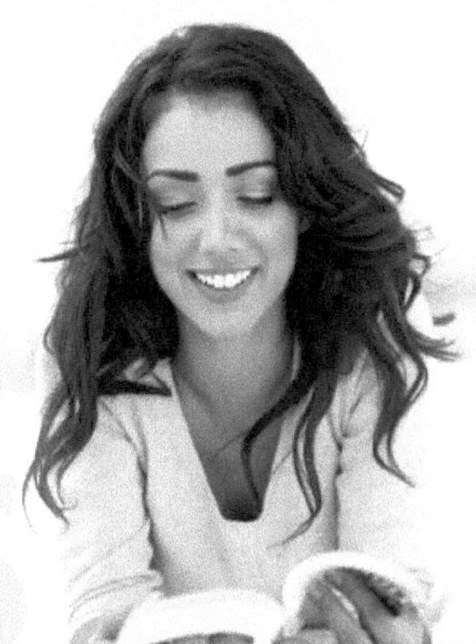

I want morebooks!

Buy your books fast and straightforward online - at one of world's fastest growing online book stores! Environmentally sound due to Print-on-Demand technologies.

Buy your books online at
www.morebooks.shop

Compre os seus livros mais rápido e diretamente na internet, em uma das livrarias on-line com o maior crescimento no mundo! Produção que protege o meio ambiente através das tecnologias de impressão sob demanda.

Compre os seus livros on-line em
www.morebooks.shop

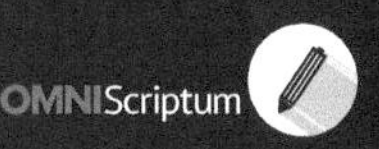

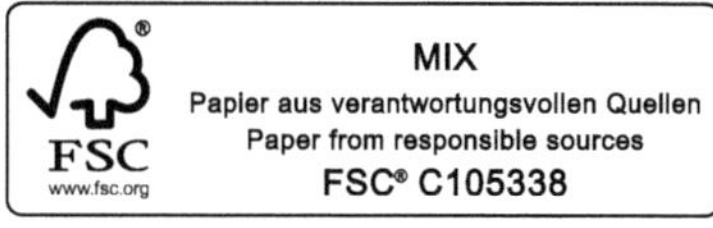

Printed by Books on Demand GmbH, Norderstedt / Germany